［栗原式］新装版

薬を使わず血糖値・ヘモグロビンA1cを自力で下げる

食べ方実践ガイド

糖尿病博士
ズバリ
おすすめ!

前慶應義塾大学特任教授
栗原クリニック東京・日本橋院長
栗原　毅

主婦の友社

クイズです。
糖尿病の人によくないのは
どちらですか？

Q❶ 塩せんべい vs ショートケーキ
Q❷ ステーキ vs ざるそば
Q❸ オレンジジュース vs ココア

こうしたクイズを出すと、間違える人がとても多いのです。誤解や知識不足があると、せっかく勉強して努力しても、治療効果が上げられません。この本をお読みいただければ、そうした勘違いや間違いを正し、知識を身につけることができると思います。

答えは27ページ

糖尿病の元凶は
高エネルギー（カロリー）食
ではなく、
糖質のとりすぎです

糖尿病というのは、血液中のブドウ糖（血糖）が多くなりすぎ、その状態が持続するために起こる病気です。血液中の糖が増えすぎて血糖の高い状態が持続すると、インスリンをつくる膵臓が疲弊して分泌量が少なくなったり、効きが悪くなったりします。これが糖尿病です。

詳細は24ページ

糖尿病は
治る病気です

私のクリニックに来院する患者さんのなかには、インスリン注射が必要な人が何人もいましたが、私がすすめる食事療法と運動療法をつづけることで、ほとんどの人はインスリンが不要になっています。薬を服用していた人たちも、薬の量を減らすことができています。

詳細は28ページ

チョコレートを
食べると、
糖尿病は
30%減少します

チョコレートの糖尿病や心臓病に対する効果は、2010年の6月〜10月に発表された論文のうち疫学研究18を選びだし、メタアナリス（複数の研究結果を総合的に評価する統計学的な方法）によって評価している報告があり、それによるとチョコレートを摂取することによって、糖尿病が30％減少するとしています。

詳細は50ページ

ストレスは糖尿病の重要な原因です

ストレスがかかると人間の体内では副腎皮質ホルモンが分泌され、肝臓に蓄えられている脂肪がブドウ糖につくり替えられ、血液中に送り出されます。その結果、血糖値が上昇して糖尿病の発病や進行の原因となります。

詳細は26、56ページ

食後血糖値の急上昇を防ぐには「食事の順番」「早食い」を改めよう

食後血糖値の上昇を抑えるには食事の順番が重要で、食物繊維（前菜、サラダ）→タンパク質（主菜、おかず）→糖質（めん類、ご飯）にしましょう。「早食い」を改め、「食物繊維」をとることや「良質の油」にも気をつければ効果は得られるはずです。

詳細は30ページ

糖質の摂取量を
減らす策を考え、
患者さんに
実際にやってもらい、
とてもいい結果が
得られています

この本で紹介する、糖尿病や肥満を改善するいろいろなコツ、糖尿病の害を未然に防ぐいろいろな知恵などは、患者さんから教わり、協力を得て生まれたものです。それらのなかから、簡単に楽しくできて、効果があるという方法を選びました。

詳細は24ページ

糖尿病の食事療法は、ちょっとした工夫で、
簡単にストレスなく確実にできる

糖尿病になっても、血糖値が下がって
ヘモグロビンA1cの値が
低く安定した状態がつづけば、
健康な人と同じように元気で長生きできる

PART3
糖尿病撃退2大食品②〈肉と卵〉

肉や卵を食べるだけで血糖値、ヘモグロビンA1cが下がる……77

PART4
【血糖値を跳ね上げる危険な〈外食〉の切り抜け方】

PART5
【血糖値を跳ね上げる危険なパーティ、宴会シーズンの切り抜け方】

血糖値、ヘモグロビンA1c上昇のピンチを乗り切る生活術と食事の知恵……151

PART6

【ちょっと体を動かすだけで】

ウォーキングやスイミングではダメ。家の中で簡単にできる血糖値・ヘモグロビンA1c下げエクササイズ……187

PART 1

多くの人が誤解している糖尿病食事療法の正しい知識

糖尿病の食事療法は、ちょっとした工夫で、簡単にストレスなく確実にできる

◆患者さんから学んだ知恵

長年、私は医師として、生活習慣病とくに肝臓病や糖尿病の患者さんを数多く診させていただいてきました。そのなかで、医学の教科書には書かれていない改善法や、治療に行き詰まったときの打開策に、ふっと気づいたり、ひらめきのように頭に浮かんだりすることがありました。それを患者さんに実行してもらうと、思いもかけずうまくいく例が少なからずありました。これはみな、患者さんに学ばせていただいたことと思っています。

たとえば、「糖尿病の元凶は高エネルギー（カロリー）食ではなく、糖質のとりすぎである」という事実です。従来、わが国での糖尿病の治療方針は、原因はカロリーの過剰摂取にあるのだから、食事療法で〈カロリー制限〉を行うのが基本であるとされてきました。しかし、欧米の医師や研究者の間では、以前から〈糖質〉を重視する意見が多かったのです。

糖尿病というのは、血液中のブドウ糖（血糖）が多くなりすぎ、その状態が持続するために起

こる病気です。ブドウ糖は私たちが活動するときに、エネルギー源として大切で、健康な人であれば、インスリンというホルモンの働きで、細胞に送り込みエネルギーとして使用したり、脂肪につくり替えて貯え、いざというときに備えます。しかし、血液中の糖がふえすぎて血糖の高い状態が持続すると、インスリンをつくる膵臓が疲弊して分泌量が少なくなったり、効き方が悪くなったりします。これが糖尿病です。インスリンが十分に働かないために、さらに血液中のブドウ糖は多くなり（高血糖）、その状態が持続すると、動脈硬化を進めたり神経を障害するなど、さまざまな合併症を生じることになるのです。

◆糖尿病の食事療法はカロリーでなく糖質が重要

このように糖尿病とはどのような病気であるかを考えると、私もカロリーではなく、〈糖質〉を重視することのほうが大事であろうという結論に達しました。では、糖質の摂取を減らすにはどうしたらいいかとあれこれ考えるうちに、糖質の少ない食品を先にして糖質の多い食べ物は最後にするという〈食品を食べる順番〉や〈ゆっくりよく噛んで食べる〉など、糖質の摂取を減らす方法をあれこれ思いつきました。そして、これらを患者さんに実際にやってもらうと、血糖値が下がった、ヘモグロビンA１c値も下がって安定しているなど、とてもいい結果が得られたのです。

この本で紹介する、糖尿病や肥満を改善するいろいろなコツ、糖尿病の害を未然に防ぐいろいろな知恵などは、患者さんから教わり、協力を得て生まれたものです。それらのなかから、簡単に楽しくできて、効果があるという方法を選びました。ぜひ、試してみてください。

なお、わが国でも最近は、糖尿病治療には糖質を重視した食事療法が必要であるという考え方が広まっています。

◆ストレスをためないように

従来の糖尿病治療では、糖尿病とわかったら、まず食事療法と運動療法によって血糖をコントロールするようにと命じられました。しかし、糖尿病になる人というのは、もともと「食べることが大好きで、運動は苦手」というタイプがほとんどです。だからこそ、糖尿病になっているのです。食べすぎるな、お酒をひかえろ、生活を規則正しくしろ、運動をしろ、といわれても、なかなかできるわけがなく、患者さんにとってはストレスがたまるだけです。

食事療法では摂取エネルギーを一定以下に制限する〈カロリー制限〉を行うようにといわれます。患者さんの体格や日常生活の活動量に応じて、その人が必要とする1日のエネルギー量（カロリー）を算出し、「食品交換表」を片手にカロリー計算をして献立を作り、食材を用意して料理を作るという方法です。実際に行おうとすると、ストレスを感じてしまい、なかなかうまくいかない患者さんが多いのが現実です。

このように、糖尿病の患者さんにはさまざまなストレスがかかります。ですから、この本で紹介するいろいろな方法では、できるだけストレスのかからないもの、楽しみながら実行すればストレス解消にもなるものを紹介しています。

◆勘違いをなくして正しい知識を吸収しよう

私はよく、2つの食品を並べて、糖尿病の人や太りすぎの人によくないのはどちらですか、といったクイズを出します。

Q1 「塩せんべい」 VS 「ショートケーキ」
Q2 「ステーキ」 VS 「ざるそば」
Q3 「オレンジジュース」 VS 「ココア」

こうしたクイズです。みなさんもやってみてください。

答は、Q1は「塩せんべい」です。せんべいは材料がお米ですから、糖質が多く、血糖を急上昇させやすいのです。一方「ショートケーキ」は一見すると甘くて脂肪も多いので、カロリーが高そうに見えますが、脂肪が糖質の吸収を抑制するから、血糖の上昇はゆるやかになります。

Q2は「ざるそば」です。ざるそばは糖質が多いので、食べるとすぐに血糖値を上げます。「ステーキ」はほとんどがタンパク質と脂質ですから、血糖は上がりません。

Q3は「オレンジジュース」です。含まれている果糖は吸収が速く血糖を上げ、80％が脂肪につくり替えられるので、肥満の原因になります。「ココア」にはポリフェノールが豊富で、糖尿病や肥満を予防します。

こうしたクイズを出すと、間違える人がとても多いのです。一見して、さっぱりしカロリーも低そうに見えるけれど、そばやせんべいは糖質が多く血糖を上げます。脂っこいものはカロリーは高いのですが、糖質が少なければ血糖は上がりません。こうした誤解や知識不足があると、せっかく勉強して努力しても、治療効果が上げられません。この本をお読みいただければ、そうした勘違いや間違いを正すことができますし、いろいろな知識も身につけることができると思います。

◆糖尿病はけっして治らない病気ではないということを理解して……

「糖尿病になったら治ることはない」「糖尿病は不治の病である」といわれます。けっしてそのようなことはありません。糖尿病は治る病気です。わたしは、患者さんにいつもそのようにお話ししています。

私のクリニックに来院する患者さんのなかには、インスリン注射が必要な人が何人もいましたが、私がすすめる食事療法と運動療法をつづけることで、ほとんどの人はインスリンが不要になっています。薬を服用していた人たちも、薬の量を減らすことができていますし、薬が不要になった人も少なくありません。

たとえ、糖尿病になっても、血糖値が下がってヘモグロビンＡ１ｃの値が低く安定した状態がつづけば、恐ろしい合併症の心配もなくなるのです。健康な人と同じように元気で長生きできるのです。

そのためにも、食事療法と運動療法は欠かせません。といって、それをあまり厳しく実行しようとすると、糖尿病の大敵であるストレスがたまってしまいます。肝心なのは糖質を減らすこと〈糖質オフ〉ですから、ご紹介するいろいろな方法を試みてください。ときには美味しいご馳走を食べて、心身をリラックスさせることも大切。ご馳走を食べても、血糖が上がらない方法があります。もし血糖が上がったときは、それを修正していけばいいのです。

「もう治らない」と希望を失ったら、治る病気も治らなくなります。完治することはなくても、病気を改善していって人生を充実させることができます。

希望をもって、楽しみながら人生を送れば、糖尿病も改善してさらに人生が豊かになるという、プラスのスパイラルに入っていくことができるのです。

〈糖尿病の食事の基本・その1〉
血糖の急上昇を防ぐには「食品を食べる順番」を変えることが肝心

◆〈野菜→おかず→スープ・味噌汁→ご飯〉の順番で食べる

余分な糖質の吸収を防ぐには、糖質をとりすぎないことが第一ですが、それに加えて、血糖値を上げない食べ方をすればさらに効果的です。糖質を多くとると、食後に血糖値が急上昇し、膵臓からインスリンが大量に分泌されて、糖質は脂肪となって蓄積されます。このようにインスリンは血糖を下げるだけではなく、脂肪の蓄えをふやすので、〈肥満ホルモン〉ともいわれます。

また、血糖値を急激に上げたり下げたりするような食事を繰り返していると、膵臓に負担がかかり、やがてインスリンの分泌が悪くなってきます。

これを防ぐには「食べる順番」が大事で、血糖値が上がりにくい食品から先にとるのです。

食事をとるときには、「野菜・海藻・きのこ」→「肉・魚・卵・大豆製品」→「スープ・味噌汁」→「ご飯・めん類・パン」の順番で食べましょう。最近、「ベジ・ファースト」という言葉をよく耳にしますが、文字通り野菜から食べるわけで、血糖値の高い人が実践すべき食事法といえるでしょう。

つまり、最初に食べるのは食物繊維が豊富な野菜や海藻、きのこなどの副菜です。食物繊維には糖の吸収を遅らせる働きがあり、あとから入ってきた糖質の吸収がさらにゆっくりになります。副菜の次には肉や魚、大豆製品などの主菜を食べて、タンパク質をしっかりとります。糖質は少ないので、血糖値はほとんど上がりません。

主食のご飯などはまだです。ご飯やめん類、パンなどの糖質を多く含む食品は要注意。主食に箸をつける前に、スープや味噌汁などの汁物を飲んでください。こうして水分でお腹を満たしてから、最後にご飯やめん類を食べると、量を控えることができます。

◆食事の最後にもう一度〈生野菜〉を

さらに、糖尿病とは負のスパイラルを生じてしまう歯周病予防のため、糖質の多い主食のあとに生野菜を食べるとベストです。食物繊維や水分の多い生野菜（レタス、セロリ、にんじんなど）は「直接清掃性食品」と呼ばれ、噛むことによって歯や歯ぐきの汚れを落としたり、唾液の分泌を促して、口の中を浄化してくれます。

サラダなどは、血糖値の急上昇を防ぐために最初に半分、歯周病予防のために最後に半分食べるといった工夫をしてみてください。

〈糖尿病の食事の基本・その2〉

食品を選ぶときのキーワードは「オサカナスキヤネ」

◆多種類の食品をとって栄養バランスをよくする

糖尿病の食事療法では〈血糖の上昇を防ぐ〉とともに、〈栄養バランス〉をとることが大事です。そのためにはどうしたらいいのでしょうか。理想的には1日に20種類とか30種類の食品をとるといいといわれますが、現実にはなかなか困難です。

そこで、私がおすすめするのは、栄養バランスがよくて血糖値を上げにくく、なおかつ脂肪もためにくい、さらにいろいろなすぐれた作用を持っている食品を、1日8種類食べることです。その食品を選ぶキーワードは「オサカナスキヤネ」。これは語呂《ごろ》あわせで、おすすめの食品の頭文字です。この8種類の食品を1日のうちのどこかで食べるようにすれば、かなり多種類の食品をとることができるし、栄養バランスもよくなります。あれを食べてはいけない、これは気をつけたほうがいい、などと食品選びをしているとストレスになり、糖尿病には好ましくありません。

食事というのは、作るにしても食べるにしても、楽しむことが大切。食事療法ではなおさらその心がけが効果を高めます。

◆オサカナスキヤネの食品と、その効用

オ＝お茶……渋み成分のカテキンには血糖を下げる作用がある。抗菌作用で糖尿病の大敵、歯周病を予防してくれる。とくに緑茶がよい。

サ＝魚……多く含まれるオメガ3系の脂肪酸は、燃焼しやすく肥満を防ぐ。

カ＝海藻……糖の吸収を遅らせる食物繊維が豊富。低カロリーでミネラル類が豊富。

ナ＝納豆……含まれるナットウキナーゼには、血液サラサラ・血栓予防の作用があり、糖尿病の合併症の腎症、網膜症、動脈硬化を予防する。

ス＝酢……酸みのもとであるクエン酸は、ブドウ糖の燃焼を促進して、肥満を防ぐ。

キ＝きのこ……血糖値を下げる作用のほか、血圧を下げ、悪玉コレステロールを排除して動脈硬化を予防。免疫力を高め歯周病の予防にも役立つ。食物繊維も豊富。

ヤ＝野菜……食物繊維、ビタミン、ミネラルが豊富。抗酸化作用などを持ったファイトケミカルもいっぱい。しかも低カロリー、たくさん食べれば満腹感も。

ネ＝ねぎ類……長ねぎ、タマネギ、にんにくなど。アリシンがビタミンB_1の働きを促進させブドウ糖を燃焼させる。動脈硬化を防ぐ作用も多彩。

〈糖尿病の食事の基本・その3〉

「早食い」を改めれば血糖の急上昇を防ぐことができる

◆早食いは肥満の重要な原因

太っている人というのは、だいたいが早食いです。早食いが肥満の重要な原因になるからです。私たちが「お腹がいっぱいになった！」と感じるのは、食事をして糖質が吸収され、ブドウ糖が血液中にふえ、それを脳にある満腹中枢が感知するからです。

通常、満腹中枢が刺激されて満腹感を感じるのは、食事を開始してから20分後です。ところが、早食いの人ははじめからどんどん食べてしまうために、満腹信号が発せられる前に大量に食べ物を取り込んでしまい、食べすぎになりがちなのです。

また、早食いをすると、吸収されたブドウ糖が一気にふえて、血糖値が急上昇するために、膵臓からインスリンが大量に分泌されます。

インスリンは血液中の余分なブドウ糖を脂肪細胞に送り込みますから、どうしても早食いの人は太ってしまうのです。インスリンが肥満ホルモンと呼ばれるゆえんです。

◆よく噛めば、肥満も糖尿病も歯周病も改善

糖尿病の治療や予防のためには、早食いを改めることが大切です。そのために、私は「1口食べたら31回噛みなさい」と指導しています。一般には20～30回噛むようにといわれますが、「とどめの1回」までしっかり噛むようにと、31回にしたのです。

よく噛んで食べると、食べ物がこまかく砕かれ、唾液の分泌も高まり、食べ物によく混ざりますから、消化吸収がよくなり、満腹感を感じるのも早くなります。箸置きを用意して、口に食べ物を入れたら、箸をおいて、噛んでいる間は箸をとりません。箸を手に持ったままだと、つい食べ物に箸を伸ばしてしまい、早食いになるのですが、それを防ぐことができます。

ゆっくりよく噛む効用は、早食いを防ぐだけではありません。噛む刺激は歯ぐきを丈夫にします。分泌される唾液がふえて、口の中の汚れを洗い流しますし、唾液に含まれる殺菌作用の成分によって、歯周病菌を退治し、歯周病を予防します。

歯周病は糖尿病を進め、糖尿病は歯周病を悪化させますから、よく噛むというのは、いろいろな面で糖尿病や歯周病の予防・改善に役立つのです。よく噛めば、食べ物の味わいもよくなってきます。噛む回数ばかり気にするとストレスになりますから、噛むことによって出てくる味わいを楽しみながら、食事を大いにエンジョイして、ストレスを解放しましょう。

〈糖尿病の食事の基本・その4〉

血糖値を上昇させる速度がわかる食品別「GI値」

◆GI値の低い食品を選べば血糖値の上昇を防ぐことができる

グリセミック・インデックス値（GI値）とは、1980年代はじめに欧米やオーストラリアで研究され、糖尿病の患者さんの食事療法などに利用された指標で、食品を食べたときの、血糖の上昇率を示したものです。上昇率の最も高いブドウ糖水溶液を100としたときの、それぞれの食品の上昇率を数値として表しています。

食後の血糖値の急上昇は糖尿病の重要な原因になります。血糖値の急上昇によって、膵臓はインスリンの急速な大量生産を強いられ、その結果、膵臓は疲れ果ててインスリンの製造能力が低下してしまうからです。また、大量に生産されたインスリンは肥満を招き、それがインスリンの抵抗性を高め、糖尿病の一因となります。ですから、糖尿病を予防・改善するには、GI値の低い食品を選ぶようにするといいのです。そして、食べる順番も、はじめはGI値の低いものからにして、高いものはあとから食べるようにすると、血糖値の急上昇を防ぐことができます。

食べたいものの数値がひと目でわかるGI値早見表

※表は、左から食品名、GI値、カロリーの順で、GI値、カロリーは100gあたりの量です。

●米・パン・麺類	GI値	カロリー
精白米	84	168
玄米	**56**	165
もち	85	235
食パン	91	264
フランスパン	93	279
クロワッサン	68	448
菓子パン類(あんぱん)	95	280
うどん	80	270
そば	**59**	274
そうめん	68	356
中華麺	61	281
スパゲティ	65	378
はるさめ	**32**	342

●野菜・果物類	GI値	カロリー
じゃがいも	90	76
にんじん	80	37
玉ねぎ	**30**	37
なす	**25**	22
トマト	**30**	19
レタス	**23**	12
きゅうり	**23**	14
ほうれんそう	**15**	20
もやし	**22**	15
大根	**26**	18
ピーマン	**26**	30
パプリカ	**26**	30
すいか	**60**	37
バナナ	**55**	301
りんご	**36**	54

●肉類	GI値	カロリー
牛肉(もも)	**46**	209
牛肉(サーロイン)	**45**	334
牛肉(タン)	**45**	269
牛豚合いびき肉	**46**	222
豚肉(もも)	**45**	183
豚肉(ロース)	**45**	263
鶏肉(もも)	**45**	200
鶏肉(胸)	**45**	191
ベーコン	**49**	405
ロースハム	**46**	196
ソーセージ	**46**	312

●魚介類	GI値	カロリー
あじ	**40**	121
いわし	**40**	217
かつお	**40**	114
さば	**40**	202
さんま	**40**	310
ぶり	**40**	257
まぐろ	**40**	125
いか	**40**	88
あさり	**40**	30
ブラックタイガー	**40**	82
いくら	**45**	272

砂糖が含まれているものはもちろん、血糖値を上げやすい炭水化物はＧＩ値が高い傾向にあります。血糖値が高めの人は60以下のもの(表で太い数字)を選んだり、食べる量に気をつけたりしましょう。

〈糖尿病の食事の基本・その5〉

ヘモグロビンA1Cを下げるには「食物繊維」を利用しよう

◆食物繊維が持っているこれだけ多い効用

食物繊維とは、人間の消化酵素では消化できない成分のことをいいます。消化されませんから、吸収されることもなく、栄養としては役に立たない成分です。

食べても消化管の中を通過するだけで、便に排泄されてしまいますから、ノンカロリーで、かつては無用の長物と考えられていました。

ところが、いまから40〜50年ほど前から研究が進められ、役立たずと考えられていた食物繊維が、私たちの健康にとってとても有益な働きをしていることが、次々と明らかにされたのです。

①腸内細菌のうち善玉菌をふやして、悪玉菌がつくる発がん物質などの有害物質の産生を減らし、がんや生活習慣病を予防する。

②余分なコレステロールや糖質、塩などの吸収を妨げて、脂質異常症（高脂血症）、糖尿病、高血圧を予防・改善し、動脈硬化の進行を抑える。

③免疫力を高め感染症にかかりにくくするとともに、免疫異常から起こるアレルギー疾患も防ぐ。
④便の量をふやして便通を整え、便秘がもたらすさまざまな害を取り除く。
⑤食物繊維の多い食品をよく噛むことによって歯ぐきを丈夫にし、口の中を清潔にして、虫歯や歯周病を予防する。

このほかにもさまざまな効用が明らかにされ、糖質、タンパク質、脂質、ビタミン、ミネラルに次ぐ、第6の栄養素といわれるようになりました。

◆血糖値の急上昇を防ぐ食物繊維のとり方とは

糖尿病の予防や改善には、食後の血糖値の急上昇を防ぐことが大切ですが、このときに食物繊維はとても役立つ武器となります。

食事をとるときには、はじめに食物繊維の多い野菜や海藻、きのこなどを食べるといいとお話ししましたが、食物繊維にはほとんどカロリーがないので、食べても血糖値は上がりません。

食物繊維は消化管の中をゆっくり進んでいくので、そこに糖質食品を食べても、食物繊維（とくに水に溶ける水溶性食物繊維）は糖質を包み込んで、消化吸収を遅らせてくれます。

血糖値は上昇を始めますが、その速度はゆっくりで、急上昇することはありません。インスリンも徐々に分泌されますから、過剰になって肥満を招くようなこともありません。

また、食物繊維の多い食品を先にとっておくと、それで胃がふくらみますし、移動もゆっくりなため満足感が得られ、それが長つづきするので、無理なく食べすぎを防ぐことができます。

◆〈食物繊維〉は腸を元気にして糖尿病になりにくい体をつくる

食物繊維は糖質とともに脂質の吸収を抑えますから、肥満の防止につながり、コレステロールが高くなるのを防いで、動脈硬化の進行を抑えます。

塩の吸収も少なくなって高血圧が予防されます。便秘を改善して腸内に善玉菌をふやし、免疫力を高めて病気になりにくい体がつくられます。こうして、糖尿病とともにその合併症の発生進行も防いでくれます。

食物繊維の多い食品をよく噛んで食べれば、唾液の分泌が高まって、食物繊維とともに口の中を清潔にします。歯ぐきも健康になって歯周病になりにくくなります。

歯周病と糖尿病は、負のスパイラルの関係にあって、歯周病があれば糖尿病を発病させたり悪化させたりし、糖尿病があれば歯周病を発病させたり悪化させたりもするのです。食物繊維をたくさんとって歯ぐきを健康にすれば、その悪循環を断ち切ることができるのです。

食物繊維早見表

食物繊維を多く含む食品は、主食、豆類、野菜、きのこ、海藻の5つに分類することができます。1日の食物繊維の摂取量の目安は20g。身近な食材100g中に含まれる食物繊維の量は以下の通り。日々の食事の参考にしてみてください。

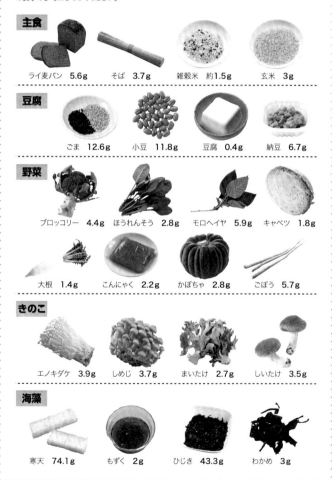

主食

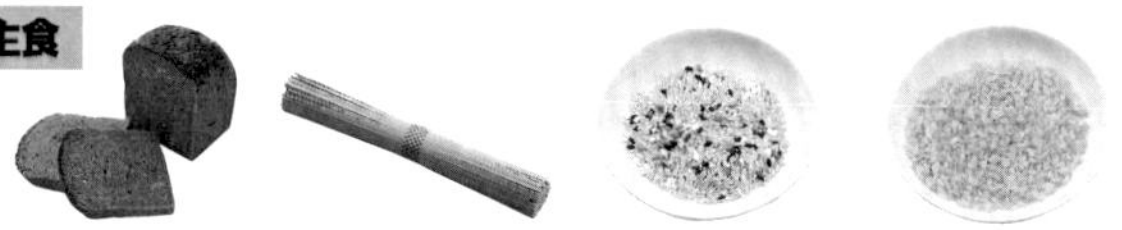

ライ麦パン　**5.6g**　そば　**3.7g**　雑穀米　**約1.5g**　玄米　**3g**

豆腐

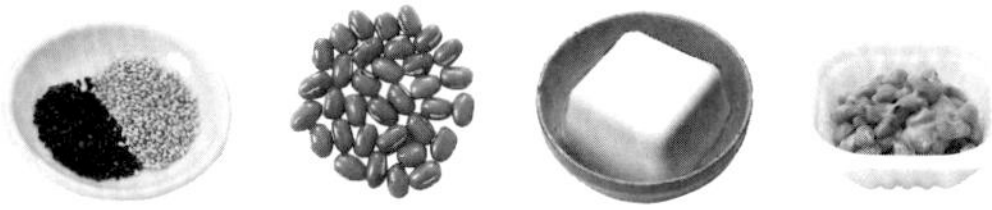

ごま　**12.6g**　小豆　**11.8g**　豆腐　**0.4g**　納豆　**6.7g**

野菜

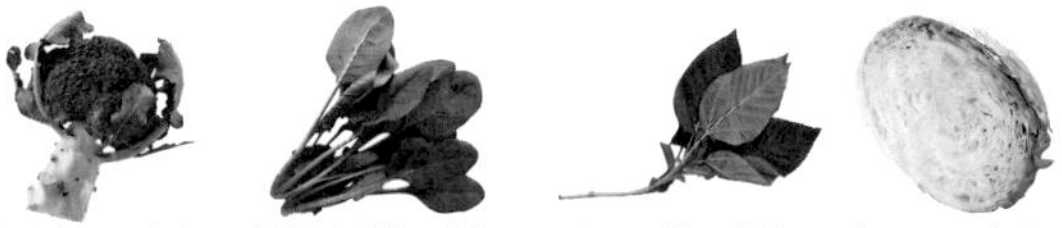

ブロッコリー　**4.4g**　ほうれんそう　**2.8g**　モロヘイヤ　**5.9g**　キャベツ　**1.8g**

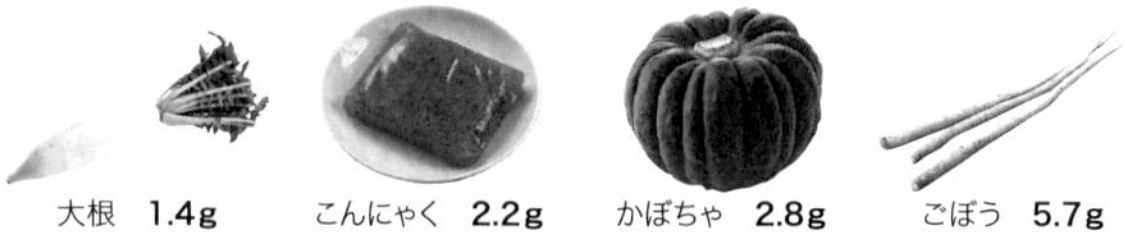

大根　**1.4g**　こんにゃく　**2.2g**　かぼちゃ　**2.8g**　ごぼう　**5.7g**

きのこ

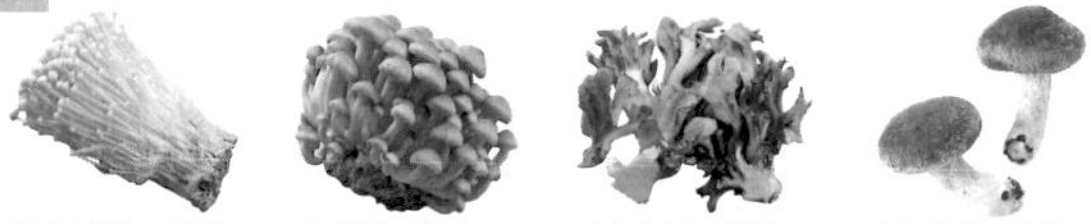

エノキダケ　**3.9g**　しめじ　**3.7g**　まいたけ　**2.7g**　しいたけ　**3.5g**

海藻

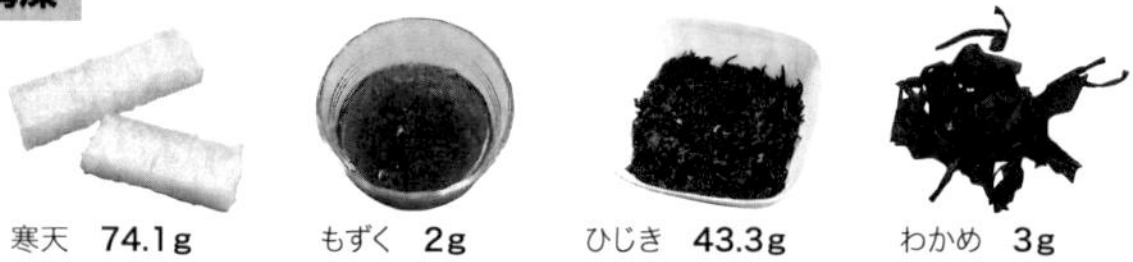

寒天　**74.1g**　もずく　**2g**　ひじき　**43.3g**　わかめ　**3g**

〈糖尿病の食事の基本・その6〉

要注意とされる「脂質」もとり方ひとつで肥満や糖尿病に有効

◆おすすめはオリーブ油、魚の油、えごま油、しそ油など

私たちが日ごろとっているあぶら（脂肪）は、含まれている脂肪酸の種類によって、まず〈飽和脂肪酸〉と〈不飽和脂肪酸〉に大別されます。

そして、不飽和脂肪酸は〈一価不飽和脂肪酸〉と〈多価不飽和脂肪酸〉に、さらに多価不飽和脂肪酸は〈オメガ3系〉と〈オメガ6系〉に分類されます。

①飽和脂肪酸

牛肉や豚肉に多く含まれていて、とりすぎると動脈硬化を進める重要な原因となります。糖尿病の場合も、とりすぎはカロリーが過剰になるし、動脈硬化を促進して合併症を悪化させます。

しかし、適量をとっている分には問題ありません。

②一価不飽和脂肪酸

オレイン酸ともいわれ、オリーブ油に多く含まれています。心臓病予防に効果のある油として

話題になりました。カロリーが過剰にならない範囲でとる分には、いい油です。

③オメガ3系多価不飽和脂肪酸

魚、とくに青魚に多く含まれる油で、動脈硬化や血栓の予防に効果があるほか、脳の働きを高め認知症予防の作用もあるといわれます。魚の油以外では、えごま油、亜麻仁油、しそ油などに多く含まれます。細胞内で優先的に燃焼してエネルギーとして利用されるので、脂肪細胞や内臓脂肪になりにくく、肥満やメタボリックシンドロームを予防する油といえます。ほかに炎症を抑える働きもあり、悪い作用もほとんどないので、糖尿病の人にもすすめられる油です。

④オメガ6系多価不飽和脂肪酸

かつてコレステロールを減らして動脈硬化の予防に効果があると推奨されたリノール酸もこの一種です。大豆油、コーン油、ごま油、マーガリンなどに多く含まれていて、サラダ油として市販されているものの多くがこれです。

この油は脂肪細胞に取り込まれやすいので、肥満の原因になり、インスリンの抵抗性を高めます。糖尿病の人にはあまりおすすめできません。さらに、このオメガ6系の脂肪酸はアレルギーを引き起こすホルモン様物質に変化して、花粉症やぜんそく、アトピーなどのアレルギー病の原因になるともいわれています。

〈糖尿病の食事の基本・その7〉

体にいいと思って食べた「果物」が糖尿病を悪化させることもある

◆健康にいいはずの果物が、肥満や脂肪肝の原因になる

健康のために果物を毎日食べているという人は少なくありません。しかし、「果物は体によい」という健康常識は、疑ってみる必要があるようです。とくに、糖尿病や脂肪肝、肥満などに関しては、要注意の食べ物と考えなくてはなりません。

果物には果糖という糖質がたくさん含まれています。果糖というのはブドウ糖とともに、糖が単独で存在する単糖類で、消化される必要がなくそのまま吸収されますから、最もスピーディーに血液のなかに入ってきます。二糖類の砂糖は、糖が2つつながっていますから、これが消化・分解されて単糖類のブドウ糖となり、吸収されます。多糖類のでんぷんですと、糖がたくさん長くつながっていますから、これが消化・分解されて吸収されるのに、少し余分に時間がかかります。

果糖は吸収されるとすぐに肝臓でその10～20％がブドウ糖に、残りは中性脂肪につくり替えられます。中性脂肪は肝臓や脂肪細胞に蓄えられますから、これが多くなると、肥満を引き起こし、

いま問題視されている脂肪肝の大きな原因にもなるのです。

◆血糖を上げないけれど糖尿病を進行させる

一方、血糖値の上がる速度を表すＧＩ値（37ページ参照）を見ると、果物類は意外と低いのですが、これは、果糖からはほんの一部しかブドウ糖がつくられないからです。

果糖を多く含んだ果物は、短期的には血糖を急上昇させることはないのですが、長期的には糖尿病を進める原因になります。果糖が脂肪に変わって貯蔵スペースをいっぱいにしてしまうため、あとから入ってきたブドウ糖が蓄えられる場所がなくなり、血液中にあふれてインスリンの働きを妨げ、インスリンの効き（感受性）を悪くしてしまうのです。その結果、膵臓はさらにインスリンを分泌しようとして過労になり、インスリンの生産も低下してしまいます。

果物はビタミンCをはじめ、体に有効な成分をいろいろと含んでいますが、空腹時にいきなり食べたり、大量に食べたりすると肥満や脂肪肝につながり、糖尿病を進めます。「食後に果物」といわれるように、お腹がいっぱいになったところで、ほどほどに食べるのがいいようです。

なお、〈果糖ブドウ糖液糖〉という食品添加物にも果糖が含まれています。これは果物に含まれる天然の果糖よりも毒性の強いＡＧＥという物質（終末糖化産物）を作るという研究報告もありますから、原材料にこれが含まれている甘味飲料や菓子類は避けたほうが安心です。

〈糖尿病の食事の基本・その8〉

糖の代謝に不可欠の「ビタミンB_1」はヘモグロビンA1cの低下を助ける

◆豚肉、大豆、レバーに、タマネギ、梅干しの組み合わせを

日本糖尿病学会が発行している『糖尿病治療ガイド』の食事療法の項では、「指示されたエネルギー量内で、適量のビタミン、ミネラルを摂取できるように……」と、ビタミンについてはこまかい指示はありません。

栄養バランスのとれた食事をしていれば、ビタミンやミネラルは過不足なくとることができるからでしょう。ただし、そのなかでビタミンB_1は糖尿病とは深くかかわっているので、不足にならないようにしたいものです。ビタミンB_1の働きとして重要なのは、ブドウ糖が燃えてエネルギーとして使われるときにそれを円滑にします。

ビタミンB_1が不足するとエネルギーが十分に得られなくなるため、全身がだるいとか疲れやすいといった症状が現れます。しかも、脳はエネルギーとしてブドウ糖だけしか利用できませんから、脳神経の働きがそこなわれて思考能力が低下したりイライラしたりします。

そのほか、ビタミンB_1は神経伝達物質の産生にも関係しているので、神経の働きがそこなわれ、手足がしびれたり、筋肉の収縮にも支障が起こり、心臓の拍動が乱れることなども起こります。

糖尿病とのかかわりでいえば、血液中のブドウ糖を十分に燃焼させて消費することができなくなるため、血糖値が高くなってしまいます。そして糖尿病を発病させたり、悪化させる原因となるのです。

そこで、糖尿病ないしは糖尿病予備軍とされる人たちは、ビタミンB_1が不足しないように注意することが大事です。

糖尿病になりやすい人は、一般に太っていて、甘いものが好きで、そのうえ糖質をたくさんとる傾向がみられます。糖質をたくさんとっていれば、それを燃やして処理するためにビタミンB_1をたくさん消費します。不足しないまでも、ぎりぎりの状態になることが考えられます。

不足することのないように、ビタミンB_1を多く含む豚肉、玄米、胚芽精米、大豆、うなぎ、レバーなどを、食事に取り入れるようにしたいものです。

なお、ビタミンB_1とともに、ブドウ糖の燃焼を助ける成分としては、アリシンとクエン酸があります。アリシンはにんにく、タマネギ、にら、長ねぎなどに、クエン酸は酢や柑橘類、梅干しなどに多く含まれますから、これらの食品を合わせて料理するといいでしょう。

〈糖尿病の食事の基本・その9〉

インスリンの分泌や働きに欠かせないミネラル、「亜鉛」と「クロム」を忘れずに

◆亜鉛はインスリンの材料になり、クロムはその働きを活性化する

ミネラルの一つ〈亜鉛〉は、インスリンの構成成分ですから、糖尿病の人にとっては欠かせない栄養です。また、細胞を新たにつくったり修復するのに重要な働きをしていますから、糖尿病で疲れきっている膵臓を回復させ、インスリンの分泌を促進するために、不足しないようにとりたいものです。ふつうに食生活をしていれば不足することはありませんが、糖尿病ないしその予備軍の人たちは、とくに気をつけて摂取するようにしたいものです。亜鉛が多く含まれる食品としては、カキ（牡蠣）、レバー、肉類、チーズ、うなぎ、抹茶などがあります。

金属ミネラルの〈クロム〉も大切です。インスリンが筋肉や組織に取り込まれるとき、細胞の表面にあるレセプターと結びついて入っていくのですが、それを助ける働きをしているのがクロムなのです。クロムは海藻類、玄米、胚芽精米、ナッツ、青魚、貝類などに多く含まれるので、積極的に食事に取り入れるようにしましょう。

PART 2

糖尿病撃退２大食品①
〈チョコ〉

世界の最新研究で
続々明らかになりつつある
チョコレートの対糖尿病効果

チョコレートを食べると糖尿病は30％減少する

◆糖尿病だけでなく、心臓病や脳卒中にも効果がある

いくつもの研究結果を総合的に評価する統計学的な方法があり、これをメタアナリシスといいます。

チョコレートの糖尿病や心臓病に対する効果についても、２０１０年の6～10月に発表された論文のうち疫学研究18を選びだし、メタアナリシスによって評価している報告があります。

その結論だけをいえば、チョコレートを摂取することによって、心臓病が37％、糖尿病が30％、脳卒中が29％減少するとしています。

チョコレートといえば、肥満を招き、動脈硬化を進める食品と一般には考えられてきましたから、意外にも思える結果です。

しかし、チョコレートやそれに含まれるカカオポリフェノールの健康効果について研究が進められており、糖尿病にも有効であることが判明したのです。

心臓病が37%、糖尿病が30%、脳卒中が29%減少する

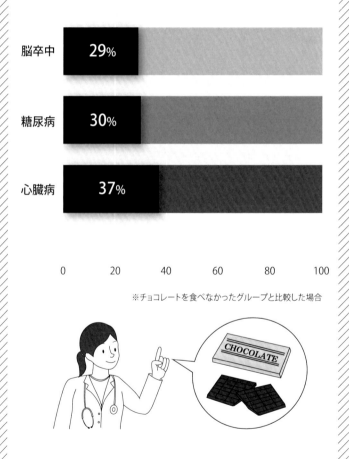

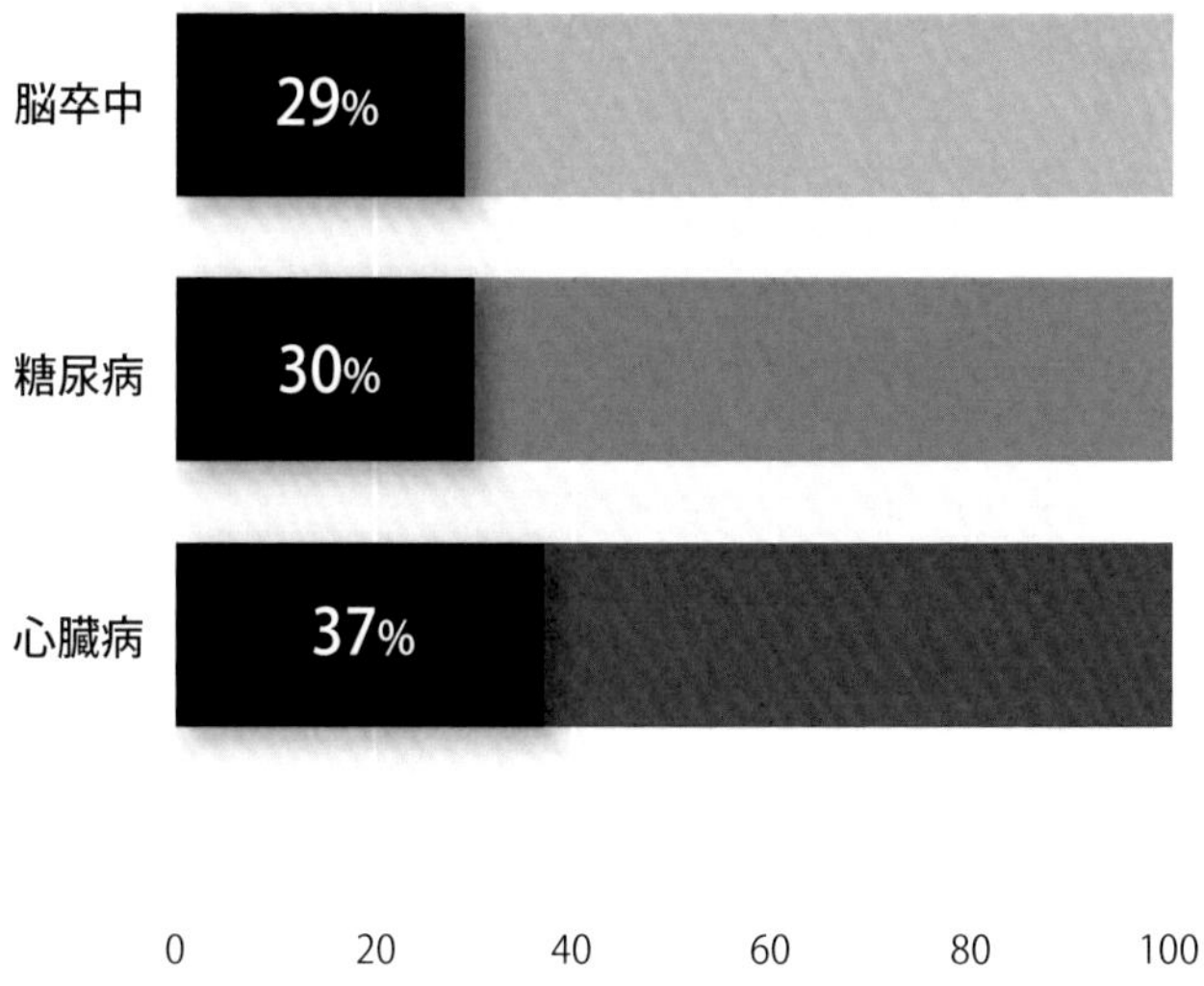

※チョコレートを食べなかったグループと比較した場合

チョコレートを食べると
インスリンの働きがよくなる

◆ダークチョコレートにより高い効果が……

サンサウルバトレ病院医師のグラッシー博士らは、健康人にチョコレートを食べてもらって、インスリンの働きを高める効果のあることを明らかにしました。

健康な成人15人を2つのグループに分け、それぞれにカカオ40〜60％のダークチョコレート100g（板チョコ約2枚）と、ホワイトチョコレート90gを15日間食べてもらい、7日間休ませたあと、食べるチョコレートを交換して、また15日間食べてもらいました。そして、実験前と後のインスリンの抵抗性と感受性の変化を比較しました。

その結果は左ページの図の通り。インスリンの抵抗性はホワイトチョコレートではいくぶん高まるのに対して、ダークチョコレートでは明らかに低下しています。インスリンの感受性も、ホワイトチョコレートではわずかながら低下していますが、ダークチョコレートでは確実に高まっているのがわかります。

チョコで インスリンの抵抗性も感受性も改善する

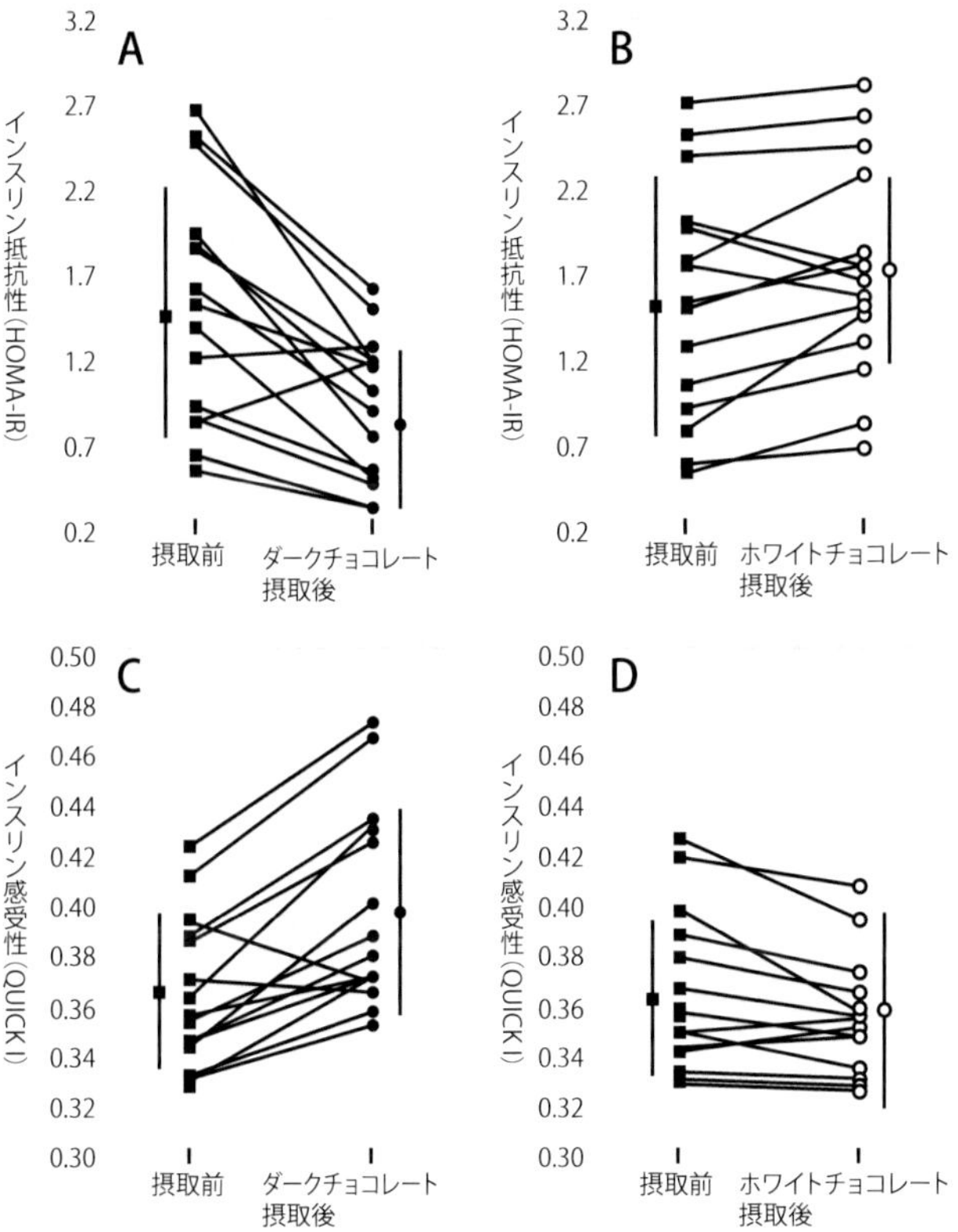

HOMA-IR:P<0.001, QUICK I :P=0.001.
Grassi D.et al.(2005).Am. J.Clin.Nutrit.,81:611-614

糖尿病は、インスリンの抵抗性が高まり感受性が低下することによって、血糖値が上昇し病気が悪化します。

つまり、ダークチョコレートにはインスリンの効き方をよくする働きがあり、糖尿病の改善効果が期待できるとわかったのです。

◆インスリンの分泌も血糖値の上昇も抑えられた

この実験では、15日間それぞれのチョコレートを食べたあとで耐糖能試験（ブドウ糖負荷試験）を行っています。

その結果、ダークチョコレートを食べたあとは血糖値の上昇が低くなり（左ページ上の図）、血中インスリンも減少している（同、下の図）ことがわかります。

糖尿病やその予備軍の人たちは、食後の血糖値上昇が著しく、インスリンの分泌が高まり、糖尿病の発病や進行の原因になります。

ダークチョコレートを食べている人は、血糖やインスリンの上昇が抑えられるため、糖尿病の予防や改善に有効なのです。

ダークチョコレートを食べた人に効果があったのは、ダークチョコレートに豊富に含まれるポリフェノール（500㎎含有のものが使われた）の作用だと考えられています。

チョコで血糖値の上昇も抑えられた

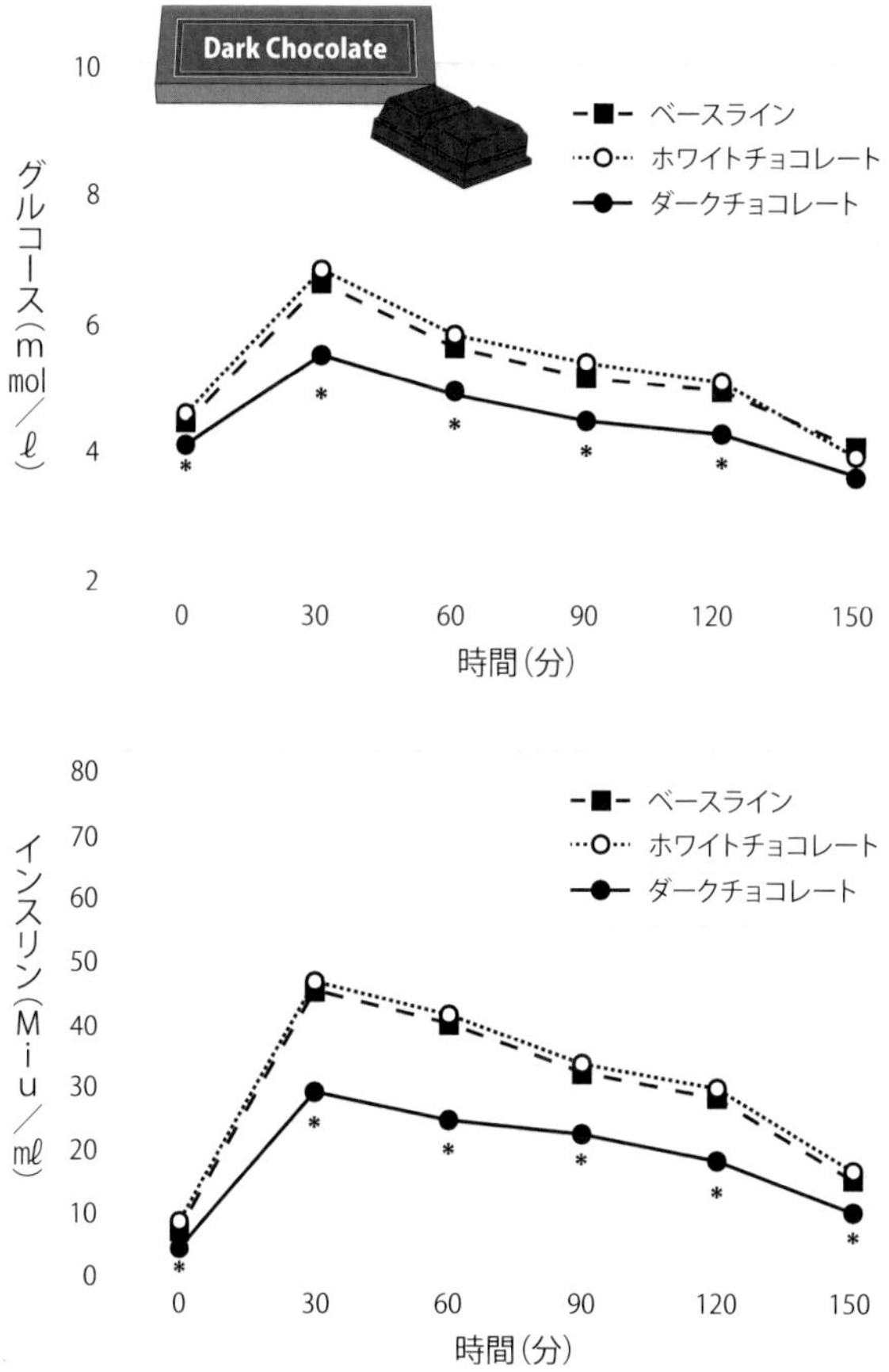

※ベースラインとは、チョコレートを食べなかった場合

SD,P<0.05.
Grassi D.et al.(2005).Am. J.Clin.Nutrit.,81:611-614

ストレスは糖尿病の重要な原因。チョコレートにはストレス解消効果が

◆チョコレートを食べると〈ストレス反応〉が起こらなくなる

ストレスは過食や肥満、遺伝的素因などとともに、糖尿病の重要な原因の一つとされています。ストレスがかかると、人間の体内では副腎皮質ホルモンが分泌され、肝臓に蓄えられている脂肪がブドウ糖につくり替えられ、血液中に送り出されます。ストレスを受けた際、脳や筋肉などが活動して対処するために、エネルギーをつくるブドウ糖を用意しているのです。その結果、血糖値が上昇して糖尿病の発病や進行の原因となります。

糖尿病の原因となるこのストレスを、チョコレートを食べることで解消できるという報告があります。武田弘志先生（国際医療福祉大学教授）は、ラットを使った動物実験でチョコレートの抗ストレス作用を立証しています。

ストレスがかかったときに起こる精神的・身体的なさまざまな反応のことを〈ストレス反応〉といいます。これは人間でも動物でも同じです。

自分に合った方法で ストレスを解消しよう

避けて通れないストレスは、上手に解消し、ため込まないことが大切です。

体を動かす

体に負担をかけない程度の軽い運動やスポーツは、ストレス解消や肝機能の向上にも効果的。

趣味に没頭する

好きなことを楽しむ時間を持つ。趣味が思い浮かばない人は、子どものころにやりたかったことを始めるのもよい。

規則正しい生活をする

規則正しい睡眠や食事のリズムをつくると、自律神経やホルモンバランスが整い、ストレスに強くなる。

リラックスする

ぐっすり眠る、ゆっくり入浴する、好きな音楽を聴く、好きな香りを楽しむ、ペットと遊ぶ、など、自分に合った方法で。

人の力を借りる

1人で抱え込まず、信頼できる人に悩みを聞いてもらうことも重要。職場のカウンセラーや専門家に相談しても。

笑顔をつくる

笑いは副交感神経の働きを優位にし、ストレス解消に効果的。口角を上げるだけでもリラックス効果が高まる。

実験動物のラットにストレスを加えると、落ちつきなく動き回ったり、穴に頭をつっこんで動かなくなるなどのストレス反応を起こします。このラットに、チョコレートに含まれるカカオポリフェノールを与えたうえでストレスを加え、ストレス反応を起こす回数を調べました。その結果、カカオポリフェノールを与えたラットは、与えなかったラットにくらべて、ストレス反応を起こす回数が少なくなりました。

つまり、チョコレートには抗ストレス作用があり、ストレスがかかってもストレス反応が起こりにくくなる、ということがわかったのです。この実験で、血液中の副腎皮質ホルモンと肝臓や腎臓の過酸化脂質も調べたところ、ストレスによってふえるはずの副腎皮質ホルモンと過酸化脂質が、カカオポリフェノールを与えたラットでは変化がみられませんでした。

チョコレートの抗ストレス作用については、このほかにも研究報告があり、チョコレートを食べると糖尿病の予防や改善に役立つものと期待されます。

◆チョコレートは精神安定作用のあるセロトニンの分泌をふやす

チョコレートの抗ストレス作用をもたらす要因は、精神安定作用のあるセロトニンの分泌をふやす働きにあると考えられます。青峰正裕先生（中村学園大学栄養科学部教授）はラットを使った実験でその事実を突き止め、作用をもたらすのはカカオポリフェノールに含まれるカテキンであることを明らかにしています。

脳内ホルモンの一つであるセロトニンは脳の〈万能調整役〉とされ、覚醒を抑えて眠りにつきやすくする、身体的な活動をしずめて血圧や血糖を下げる、精神的な興奮をしずめ精神を安定させるなどの作用を持っています。一方、セロトニンは、朝、目ざめたときに分泌が高まり、脳を活性化して、すっきりした気分にさせ、精神的にも活動的にするなど、単なる抑制作用だけでないこともわかっています。

実験では、ラットにカカオポリフェノールのカテキンを与えてセロトニンの分泌量を調べていますが、カテキンを与えたラットでは分泌が高まり、カテキンの量をふやすほどその分泌量が多くなることが明らかになりました。

この実験にもとづいて青峰先生は、板チョコ1枚よりやや多めの量のチョコレート（約60g）をとれば、脳内のセロトニンの分泌を促すことができ、気分の安定、鎮静化をはかれるのではないかと述べています。

腹を立てたり、いやなことがあったときに、むやみにお腹がすいて、むちゃ食いをする人がいます。その結果、肥満や糖尿病を引き起こしたり悪化させているのですが、イライラしたら、むちゃ食いするかわりに、板チョコを1～2枚食べたほうが断然効果的だといえるでしょう。

チョコレートは肥満抑制作用で糖尿病の予防改善にも役立つ

◆「チョコレートを食べると太る」は誤解だった！

わが国のチョコレート研究の先駆者の一人である木村修一先生（東北大学名誉教授、昭和女子大学名誉教授）は、都内の女子大生80名を対象にして、チョコレートを食べる量と、肥満の度合いを示すBMIとの相関関係をみてみました。その結果、両者にはまったく相関関係がみられませんでした（左ページの図1）。チョコレートをたくさん食べているからといって、けっして太っているわけでなく、チョコレートを食べない人でも肥満傾向の人はいることがわかりました。

大澤俊彦先生（愛知学院大学心身科学部教授）も、チョコレートを食べたからといって、体重がとくに増加する傾向はみられなかったと報告しています。チョコレートの健康への影響を調査した研究は多数ありますが、チョコレートが肥満の原因になるという報告は一つもありません。「チョコレートを食べると太る」という考え方は、今でも〝常識〟として根強くはびこっていますが、大いなる〈誤解〉だといえます。

女子大生を対象に行った チョコレートのイメージ調査

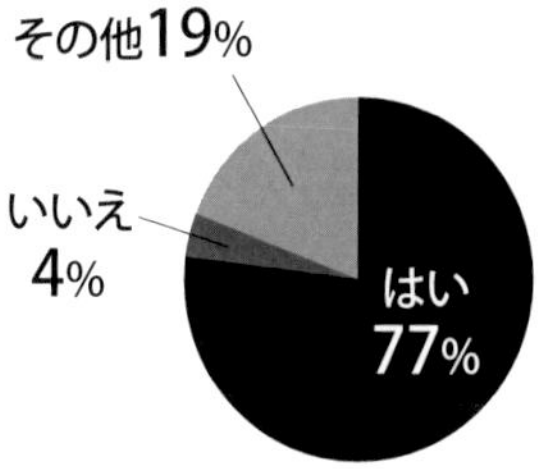

チョコレートは肥満の原因に
なると思うか

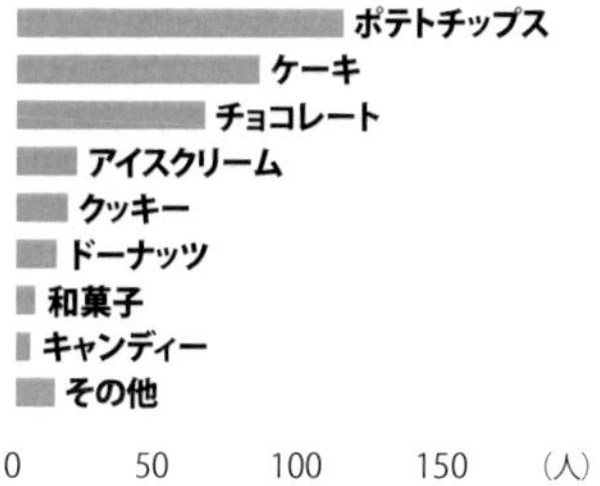

どんなお菓子が
肥満の原因になると考えるか

木村修一（1996）「チョコレート摂取が肥満に及ぼす影響」（第２回チョコレート・ココア国際シンポジウム）

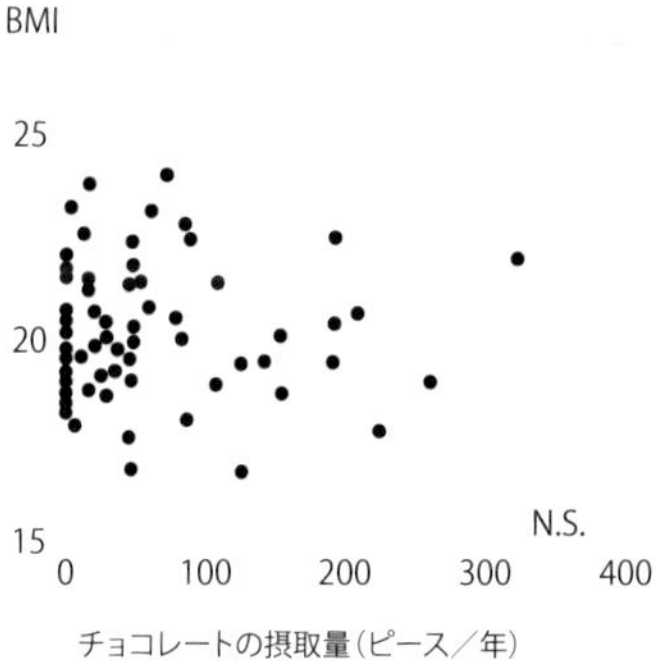

図1 チョコレートの摂取量と
BMI

木村修一（1996）「チョコレート摂取が肥満に及ぼす影響」
（第２回チョコレート・ココア国際栄養シンポジウム）

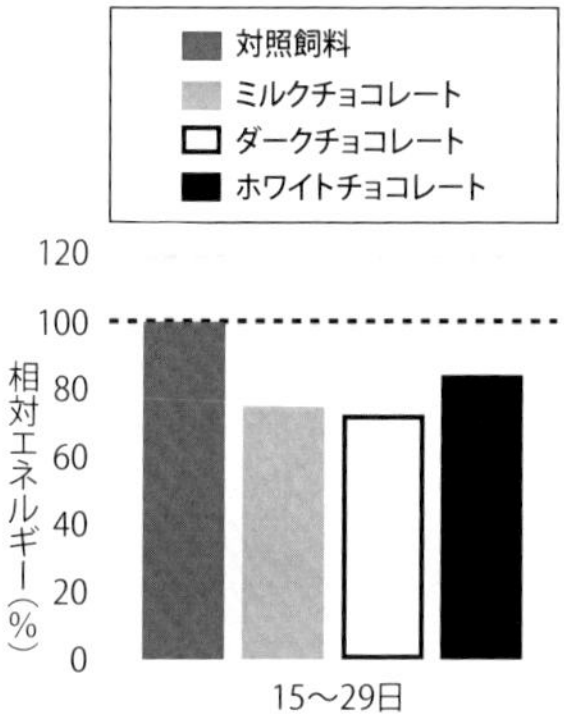

図2 体重増加から算出した
相対エネルギー

◆高カロリー食なのにどうして太らないの？

チョコレートのカロリーを調べてみると、カカオ30〜40％のミルクチョコレートの板チョコ1枚で289キロカロリー。ご飯に換算するとお茶碗約1杯半分ですから、チョコレートはコンパクトで高カロリーな食品といえます。「山などでの遭難に備えて、チョコレートを持参しなさい」といわれるのはこのためです。

それにもかかわらず、肥満の原因にならないのはなぜなのでしょうか。チョコレートには脂肪（ココアバター）が含まれていて、全カロリーの半分以上を占めていますが、ココアバターの主成分の脂肪酸（ステアリン酸）は、ほかの油の脂肪酸にくらべて消化吸収されにくいものです。

木村先生は、この点についても興味深い実験をしています。

ミルクチョコレート、カカオ40〜60％のダークチョコレート、ホワイトチョコレートをそれぞれ主成分とする3種類のえさと、それと比較対照するためのチョコレートを含まないえさを作りました。それぞれに含まれる栄養素やカロリーは同じにしてあります。

実験動物のラットを4群に分けて、それぞれにこのえさを与え、15〜29日間飼育して体重を比較しました。結果を体重の多い順に示すと、①対照飼料群、②ホワイトチョコレート群、③ミルクチョコレート群、④ダークチョコレート群となりました。

対照飼料群のラットを100として、ほかの群のラットの摂取したエネルギー量を比較してみると70～80％にしかなりません（61ページの図2）。これはチョコレートに含まれる脂肪の消化吸収が悪いためで、肥満を起こさせない理由と考えられます。このように消化吸収の悪い脂肪であっても、遭難などで食べ物がとれないときには、十分に吸収されてエネルギーとして利用されるのではないかと考えます。

「肥満は大敵」と、糖尿病の患者さんは耳にタコができるほど聞かされていますから、肥満の原因と考えられてきたチョコレートは、最も食べてはいけない食品と思い込んでいたのでしょう。

しかし、チョコレートは肥満の原因にはならないばかりか、糖尿病にも有効に作用するものと期待されています。有害な食品と考えられてきたチョコレートが、なんと薬になるかもしれないのです。

チョコレートは高血圧や動脈硬化を予防、糖尿病の合併症、心筋梗塞や脳梗塞を未然に防ぐ

◆チョコレートの高血圧改善作用は世界中で明らかにされている

糖尿病の3大合併症といえば、腎症、網膜症、神経障害ですが、最近はむしろ、糖尿病による動脈硬化が原因の心筋梗塞や脳梗塞がふえています。チョコレートには動脈硬化や高血圧を予防する作用がありますから、その合併症の発生を減らす効果も期待されます。

アメリカ・カリフォルニア大学のフラガ教授は、アルゼンチンのサッカー選手にチョコレート1日105gを15日間食べてもらい、血圧の変化を調べています。ポリフェノール168㎎を含んだミルクチョコレートと、ポリフェノールを含んでいないホワイトチョコレートとで比較したのですが、左の図のようにミルクチョコレートを食べたときに、収縮期、拡張期いずれでも血圧が下がっていました。

イタリア人医師のグラッシー先生も、ココアを摂取した人はしない人にくらべて、収縮期が4・8㎜Hg、拡張期が3・03㎜Hg低くなっていて、摂取量が多いほど効果が高かったことを報告し

収縮期血圧、拡張期血圧ともに下がった

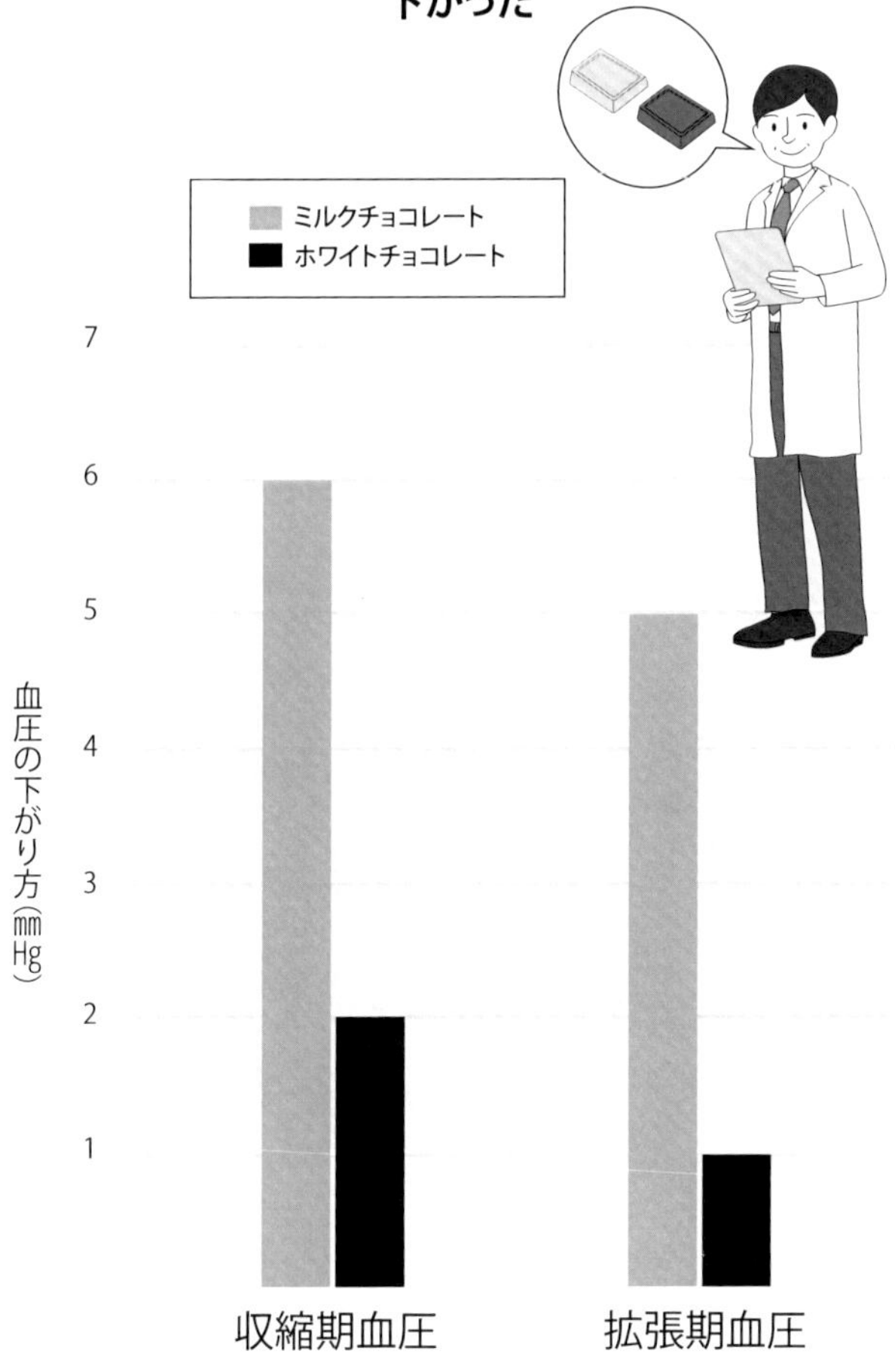

Fraga et al.Clin Deverop Immunol 2005.12:11-17

ています。また、わが国でも大澤俊彦先生を中心とした研究（蒲郡スタディ）で、血圧の改善効果が報告されています。

◆動脈硬化の予防改善にもこれだけの効果

チョコレートの動脈硬化に対する効果についても、いくつもの研究があります。アメリカ・ペンシルバニア州立大学のエサートン教授は、健康な人たちに通常のアメリカ人の食事と、それにココアパウダーとダークチョコレートを加えた食事を食べてもらって、動脈硬化に対する影響を調べました。その結果、ココアパウダーとダークチョコレートを加えた食事のほうが、①LDLの酸化を抑制し、②HDLを増加させる（3mg／dℓ）という結果が出ました。蒲郡スタディでも、HDLをふやす作用（左図）や、酸化や炎症の抑制作用が、チョコレートにあることを明らかにしています。

悪玉コレステロールのLDLは酸化されることで動脈硬化を引き起こすため、抗酸化作用のあるチョコレートは動脈硬化を防ぐ効果があります。

また、善玉コレステロール（HDL）がふえれば動脈硬化を予防し、1mg／dℓの増加で心臓病の危険を2～3％減らすとされますから、チョコレートは糖尿病の合併症である心臓病や脳卒中を防いでくれるものと期待されます。

HDLコレステロールが有意に上昇した

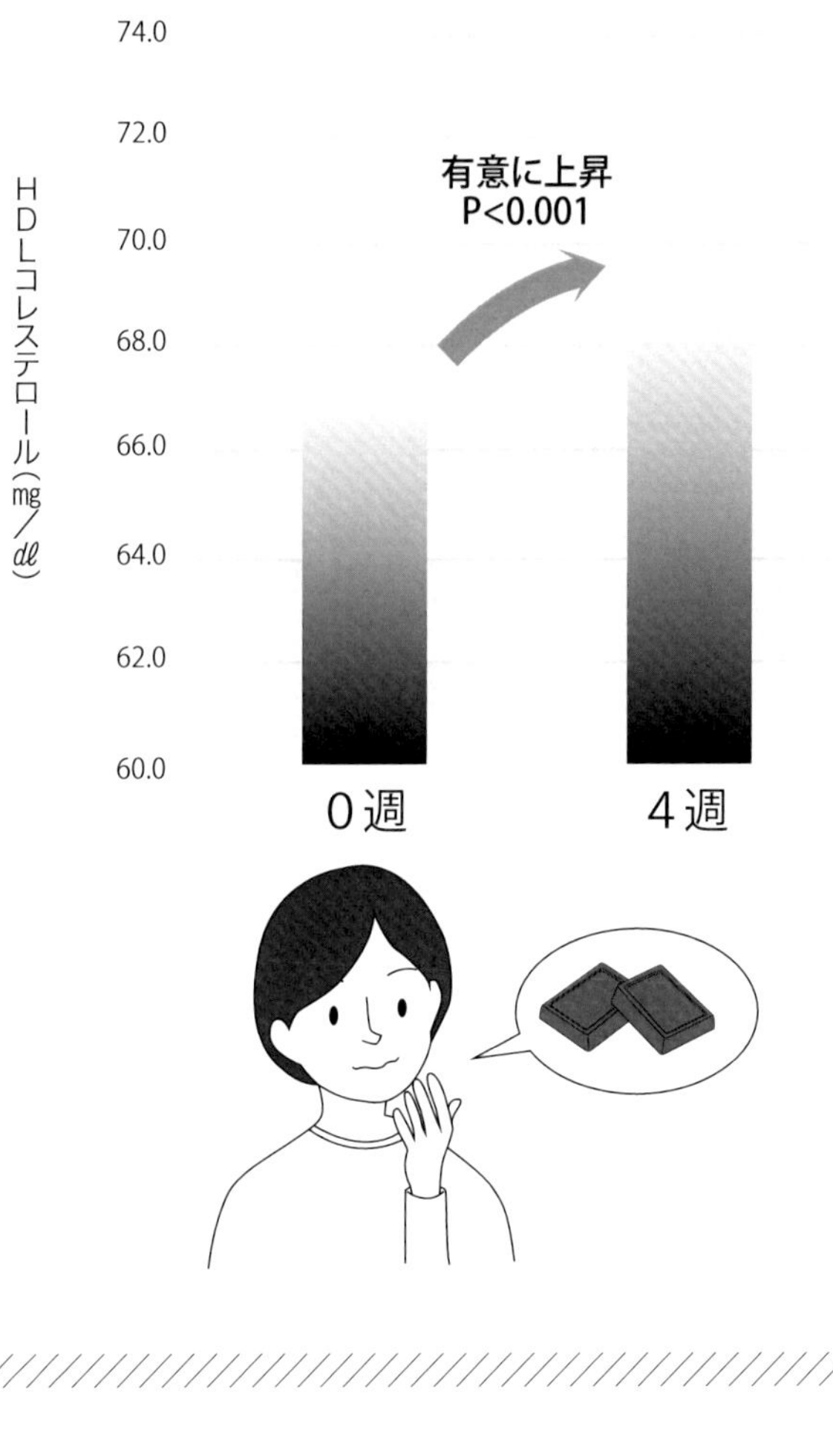

チョコレートは
気になる認知症予防にも有効

◆糖尿病の人は3〜4倍も認知症になりやすい

糖尿病の合併症でもう一つ注意すべきなのが認知症です。世界的にも注目されている久山町スタディ（福岡市近郊・久山町の住民を対象にした健康に関する疫学調査）によれば、糖尿病の人が認知症のアルツハイマー病になる確率は、ほかの人にくらべて3〜4倍も高いと報告されています。糖尿病が進行すると、脳の中でも酸化や糖化（糖とタンパク質の結合）が進み、動脈硬化も著しく進み、脳細胞が障害されて、認知症になりやすいのです。

前述したように、チョコレートには高血圧や脂質異常症を改善して動脈硬化を防ぐ作用があり、豊富に含まれるポリフェノールには、強い抗酸化作用があり、糖尿病によって脳内で起こる酸化や糖化を防いでくれます。チョコレートの持つこうした作用は、糖尿病で起こる認知症の予防にも役立つものと考えられます。糖尿病の3大合併症である腎症、網膜症、神経症も動脈硬化や酸化、糖化によって進行するため、チョコレートはこうした合併症の予防効果も期待できます。

チョコレートのポリフェノール量は断然多い

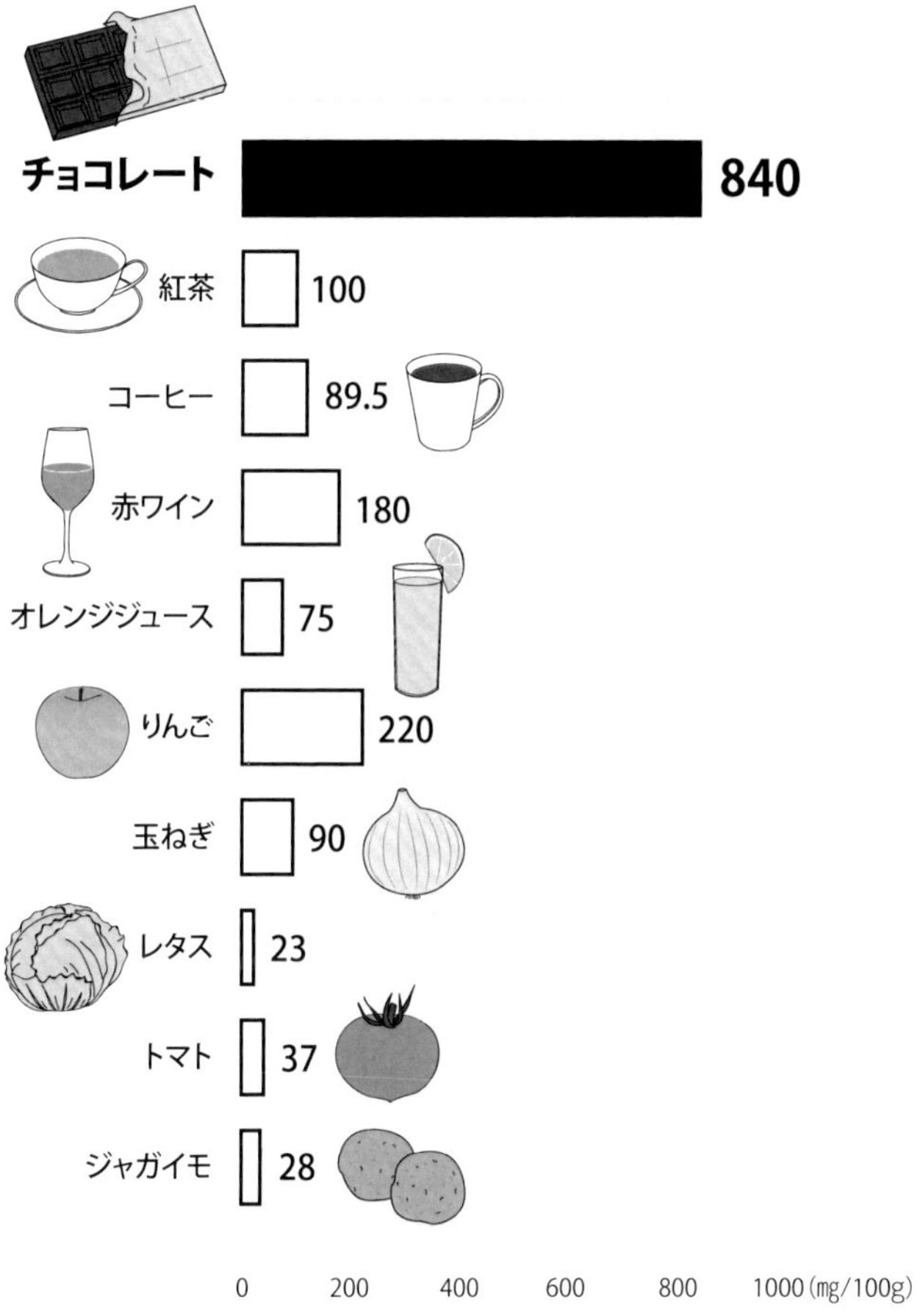

Scabert A and Williamson G J Nutr 130 2073S-85S,2000

糖尿病と〝兄弟関係〟の〈歯周病〉を予防・改善、糖尿病をさらに改善する

◆糖尿病は歯周病の原因となり、歯周病は糖尿病を悪化させる

歯周病とは、歯ぐきが腫れて血や膿が出るようになり、歯ぐきがやせてきて歯がぐらつき、やがて歯が抜けてしまう病気です。単なる歯ぐきの病気と考えられていましたが、動脈硬化や心筋梗塞などの生活習慣病と深い関係があることが明らかにされてきました。

糖尿病との関連も強く、糖尿病の患者さんは歯周病になりやすく、また歯周病にかかると糖尿病が悪化しやすいことがわかっています。歯周病は糖尿病の新しい合併症としてクローズアップされているほどです。

チョコレートを食べて糖尿病を改善すれば、糖尿病と深く関連する歯周病にも好影響を及ぼすことが考えられます。さらに、チョコレート自体、歯周病に有効であることが判明し、負のスパイラルになっていた糖尿病と歯周病の関係を逆転させ、チョコレートを食べれば糖尿病も歯周病もよくなるという、プラスのスパイラルに変えてくれるものと期待されているのです。

◆歯周病を改善するチョコレートの抗酸化作用

歯周病の直接の原因は細菌ですが、細菌を退治しようとして体が産生する活性酸素は、同時に歯ぐきの組織を損傷することになり、歯周病を悪化させる重要な原因になります。

チョコレートに含まれるカカオポリフェノールの抗酸化作用で活性酸素の害を防ぎ、歯周病を予防できるのではないかと考え、動物実験を行ったのが岡山大学の友藤孝明先生（予防歯科学分野講師）です。

24匹のラットのうち16匹には処置をして歯周病を起こさせ、そのうち半分の8匹には普通のえさ、次の8匹には普通のえさに10％のココアを添加したもの、残りの8匹には比較対照群としてなんの処置もせず普通のえさを与えました。

実験の開始時、2週間後、4週間後に3群のラットから採血し、酸化反応の起こりぐあい（酸化ストレス）と抗酸化力を調べてみました。

その結果が次ページのグラフですが、2、4週後には〈歯周病＋普通のえさ〉群では、酸化ストレスが高くなり抗酸化力が低くなっています。

これに対して〈歯周病＋ココア〉群では、酸化ストレスも抗酸化力も対照群とほとんど同じで、変化がみられませんでした。さらに歯周組織を採取して分析した結果、カカオポリフェノールに

チョコレートの抗酸化作用

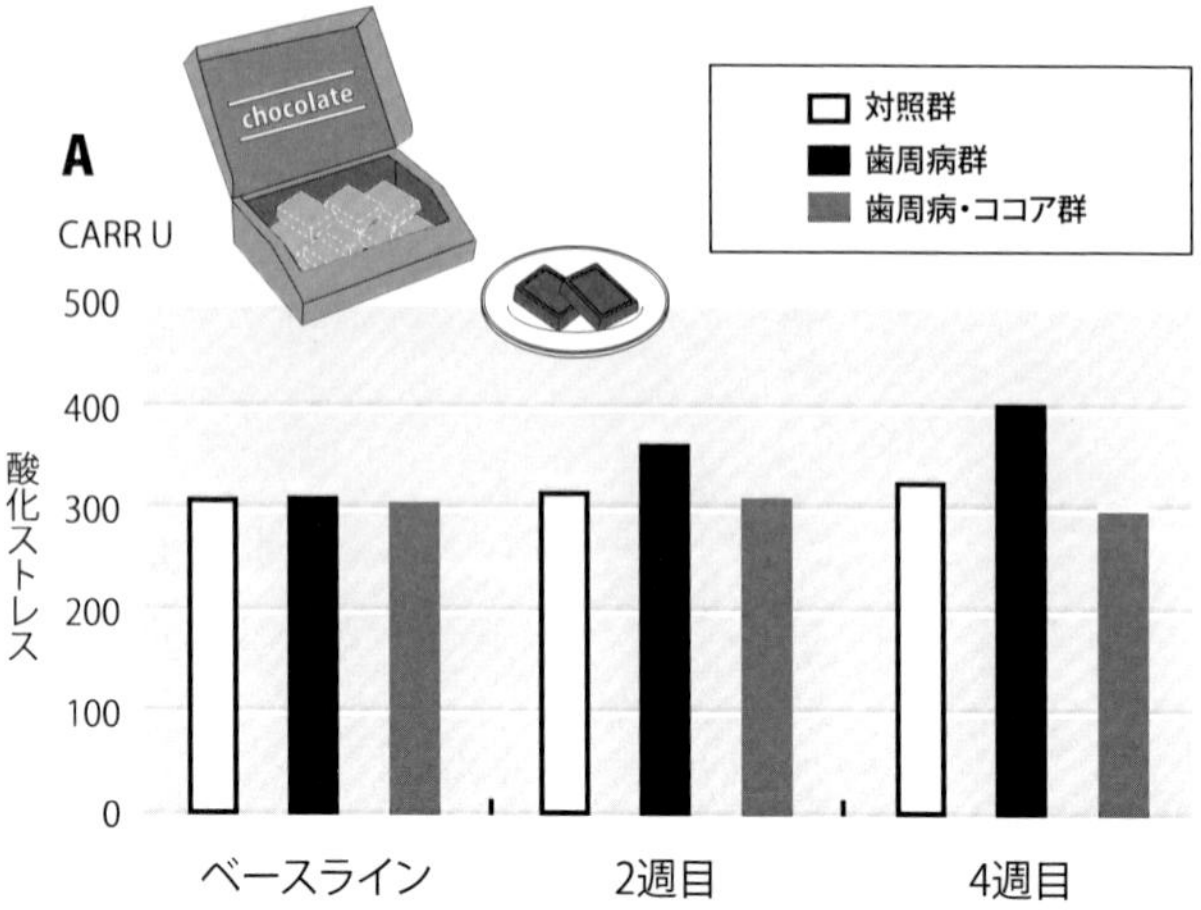

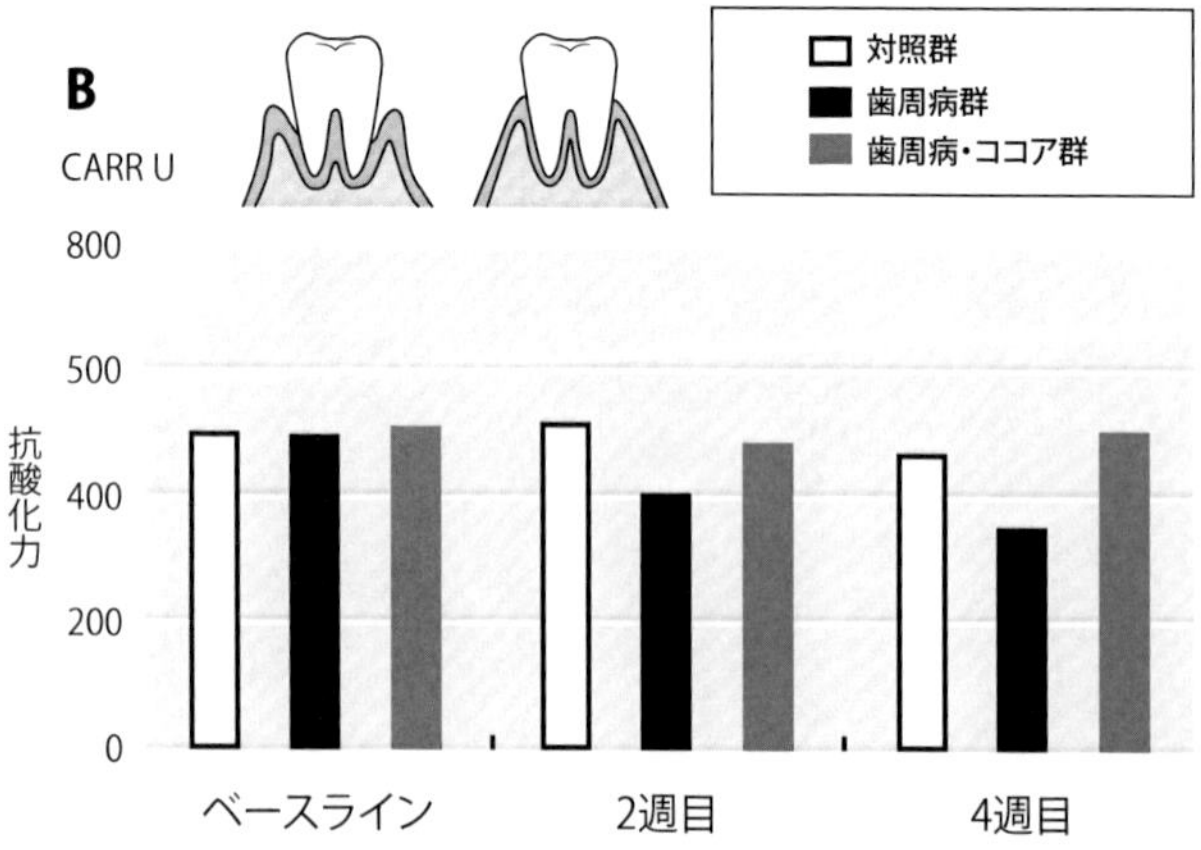

※ベースラインとは、実験開始前の状態

※友藤孝明「第15回チョコレート・ココア国際栄養シンポジウム」より

は歯周組織の酸化による障害や炎症を予防する効果のあることを突き止めました。

◆歯周病がよくなるとどうして糖尿病もよくなるのか

糖尿病になって高血糖の状態がつづくと、動脈硬化が進んで全身の血管がもろくなります。血液の供給も不十分になり、歯ぐきの毛細血管も炎症が進行して組織が破壊され、歯周病を悪化させます。

糖尿病になると免疫力が低下するため、歯周病の原因菌の増殖が抑えられなくなるのも一因とされます。

歯周病が始まり炎症が起こると、〈炎症性サイトカイン〉という物質が産生されて血液中に入り、インスリンの働きを低下させます（インスリン抵抗性）。

インスリンの効き方が悪くなると、それを補うために膵臓はフル回転してインスリンを製造しますが、やがて疲労困憊してインスリンの分泌が少なくなり、糖尿病になってしまうのです。

チョコレートを食べて歯周病の炎症を抑えれば、この一連の反応が起こらなくなります。インスリンの働きも分泌も高まり、糖尿病が改善され、歯周病の改善へとつながるのです。

ヘモグロビンA1cを安定させるチョコレートの効果的な食べ方

◆健康のためにはどれくらい食べるといいのか？

チョコレートは嗜好品であって医薬品ではありませんから、何グラムとればいいとはいえません。生活習慣病の予防改善などの健康効果に関する報告からみると、1日200〜500mgのポリフェノールをとるのがよく、ダークチョコレートで板チョコ半枚（約25g）を、1日に3〜5回くらいに分けて食べるのがよいでしょう。

チョコレートの健康効果を調べた研究でも、ダークチョコレートを25gくらい食べさせていますが、太ってくることもないし、そのほかの害もみられません。

◆いつ食べるのが糖尿病や肥満には効果的か？

糖尿病の食事療法をする際、私は「食事のはじめには、野菜類のおかずを食べなさい」とすすめています。野菜類に多く含まれる食物繊維が、あとから入ってくる糖の吸収を妨げ、血糖の上昇を抑えてくれるからです。

太りすぎの人・糖尿病の人におすすめの効果的なチョコレートの食べ方

ダークチョコレートで板チョコ半枚（約25g）を、1日に3～5回くらいに分けて食べる

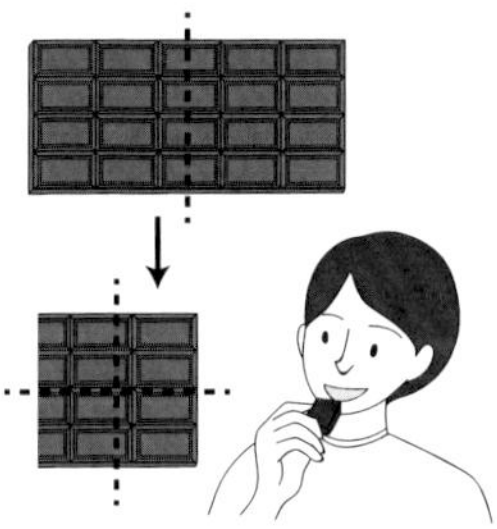

食事の前に1片、口にする。めん類大好き人間や、白いご飯が大好きの人はぜひ

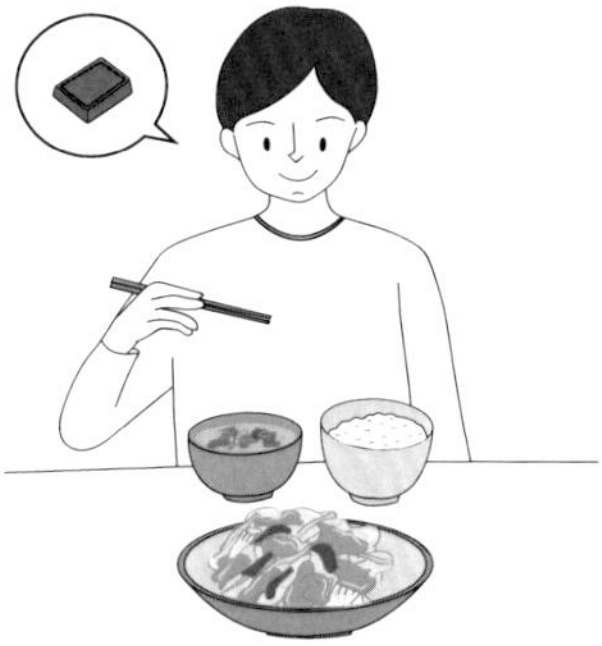

緊張したり、イライラするときに食べるとリラックスできる

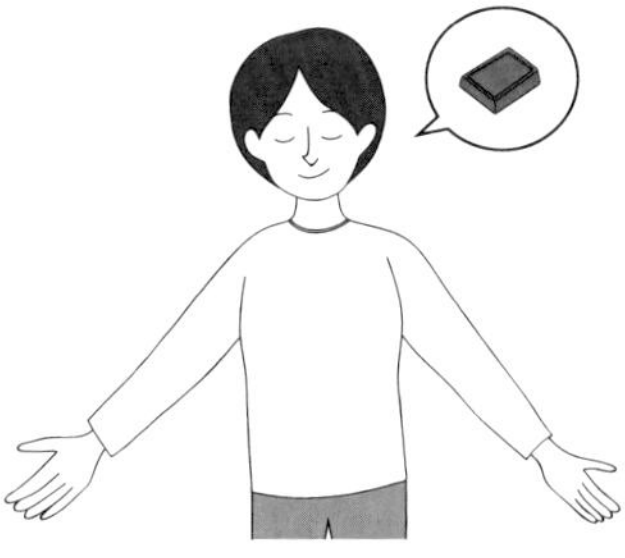

空腹を感じたときに食べると、ドカ食いせずにすむ

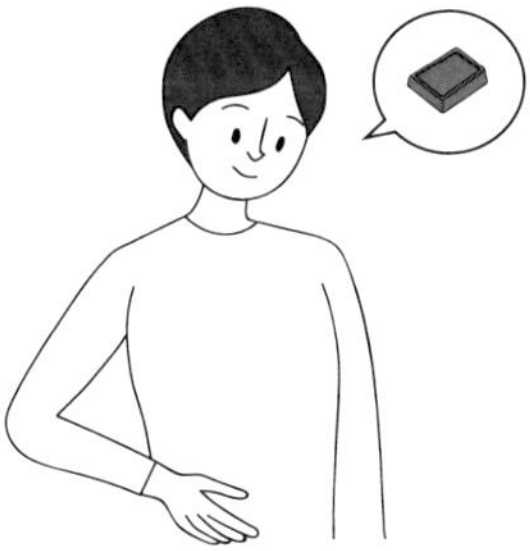

せわしない朝食や、昼食で外食をするとき、野菜をたっぷりとることはなかなかむずかしいものです。そんなときには、食事の前にチョコレートを1片、口にすることをおすすめします。チョコレートは食物繊維が豊富で脂質も多いため、野菜と同様、糖の吸収を遅らせてくれます。とくに、うどん、そば、ラーメンなどめん類大好き人間や、白いご飯が大好きでたくさん食べる人は、食前チョコをぜひ実行してください。

◆チョコレート効果を高める食べ方は？

チョコレートの健康効果をもたらすポリフェノールは、すばやく吸収されてただちに効果を発揮するものの、効果の持続時間はあまり長くありません。ですから、一度にたくさん食べるのではなく、少しずつ1日4～5回に分けて食べるのがいいでしょう。

糖尿病や肥満の人でなければ食前にこだわることはなく、ちょっと空腹を感じたときに食べれば、栄養を補給するとともに心身をリラックスさせ、疲労をいやして次なる活力を与えてくれます。緊張したり、イライラするときに食べるのも効果的。チョコレートの鎮静作用やストレス解消作用で、リラックスするとともに集中力も増してきます。腹が立ったりイライラすると、食欲が増してドカ食いするような人にはチョコレートがおすすめで、怒りやたかぶりをしずめるだけでなく、食欲も満たして、ドカ食いによる肥満の予防になります。

PART 3

糖尿病撃退２大食品②

〈肉と卵〉

肉や卵を食べるだけで
血糖値、ヘモグロビンA1cが
下がる

糖尿病の人こそタンパク質が不足しないように肉や卵を食べるべき

◆食事療法をしている人が陥りやすいフレイルを防ぐためには肉や卵を積極的にとろう

最近、「フレイル」という言葉が注目されています。日本老年医学会が、介護予防の観点から、海外の取り組みを参考にして、2014年から提唱している概念です。

フレイルを辞書で引けば「虚弱」とでていますが、介護の場でいうフレイルは、健康な状態と介護が必要な状態の中間をいいます。回復が困難な老衰とは違って、適切に対処すれば元に戻せる状態を指しています。

要介護をもたらす原因としては、これまでも、運動器に障害が出る「ロコモティブ症候群」や加齢や病気などで筋肉が減ってくる「サルコペニア」が指摘されてきました。フレイルはこれらも含めた広い概念で、高齢になり、さまざまな原因で、筋力をはじめとするいろいろな心身の活力が衰えた状態を指します。そして、要介護の状態になるのを防ぐには、フレイルに早く気づき、対処することが大切とされています。

フレイルの診断基準は明確に決まったものはありませんが、現在広く採用されているのは次の5項目です。

1、体重の減少（半年で2〜3kg以上の意図しない減量）
2、活動量の低下（日常の活動以外に散歩や体操・運動をする習慣がない）
3、倦怠感（原因のわからない疲れが2週間程度つづく）
4、握力の低下（利き手で男性26kg未満、女性18kg未満）
5、歩行速度の低下（測定期間で1秒に1m未満）

このうち3項目以上に該当するとフレイルが疑われます。

フレイルを招く原因はさまざまですが、栄養不足と運動不足が強くかかわっています。とくに、食事を制限している糖尿病の患者さんは、十分な栄養の摂取を一般の人以上に意識する必要があります。また、フレイルで運動不足になると、血糖コントロールがむずかしくなり、合併症のリスクも高まってしまいます。

筋力や気力の低下を防ぎ、フレイルにならないためにも、日ごろから十分な栄養をとることが大事です。とくにタンパク質が不足しないように、肉や卵などを、積極的に食べていただきたいと思います。

1日に食べるべき肉の量は体重の約1/200。体重60キロなら300グラム必要

◆体重によって必要なタンパク質の量が決まる

肉食中心の食生活を推奨する話をすると必ず受けるのが、「1日に何グラムくらい、肉を食べればいいのですか」という質問です。

食べるべき肉の量は、その人の体重によって決まりますが、算出法は簡単です。

一般的に、その人の体重(kg)と同じグラム数のタンパク質が必要といわれています。たとえば、体重60kgの人なら60gのタンパク質が必要というわけです。

肉に含まれるタンパク質は、肉の種類によって多少異なりますが、100gあたり約20gと考えてください。したがって、肉だけで必要なタンパク質をとろうとすると、体重60kgの人なら300gの肉を食べなくてはいけません。

働き盛りの40歳代なら、1日3食で300gの肉は軽く食べられるでしょう。しかし、50歳代、70歳代となると、毎日300gはちょっと無理があるかもしれません。

1日にどのくらいの タンパク質をとるべきか

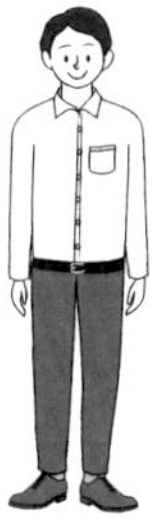

体重60kgの人に
必要なタンパク質は

60g

肉100gに含まれるタンパク質=**20g**
卵1個に含まれるタンパク質=**10g**
豆腐半丁に含まれるタンパク質=**10g**

●60gのタンパク質をとるには

①肉300g

昼

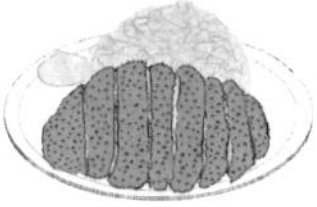

夜

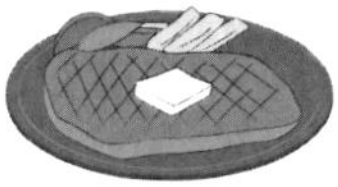

②肉200g
＋
卵2個

朝

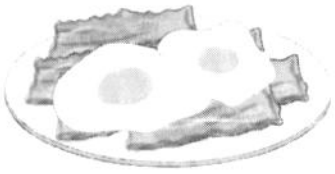

夜

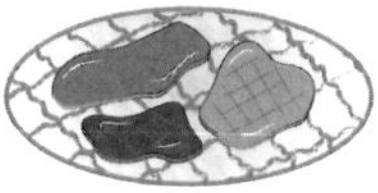

③肉150g
＋
卵2個
＋
豆腐半丁

昼

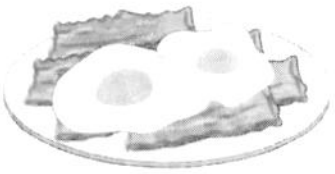

夜

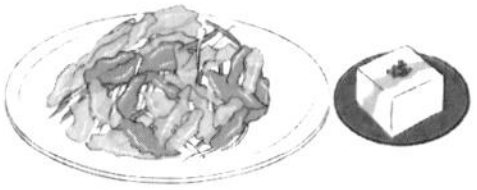

◆肉、卵、豆腐で達成

タンパク質を摂取するには、肉以外でも卵、豆腐などの大豆製品、魚、チーズなどからもとることができます。

肉と並んで私が推奨している卵は、1個あたり約10gのタンパク質を含んでいます。また、豆腐半丁にも約10gのタンパク質が含まれています。

これを組み合わせれば、1日60gのタンパク質のとり方がわかります。

●肉200g＋卵2個

●肉150g＋卵2個＋豆腐半丁

これなら無理なくできそうですね。

豆腐は冷や奴でもいいし、味噌汁の具でもかまいません。もちろん、卵が好きで1日に3、4個は食べられる、という人でしたら卵を中心とした計算をすればいいでしょう。

ただし、これは健康な人を対象にした計算です。もしもアルブミン値が4・1g／dℓを下回っている人は、1・2倍のタンパク質をとることをおすすめします。

つまり、体重が60kgであれば、72gのタンパク質ということです。単純に卵を1～2個多く食べれば目標値を達成できます。

食の細い人は肉ファーストでいきましょう

◆肝心なのはタンパク質の吸収

食後血糖値の上昇をぴたりと抑えるには食事の順序が重要で、食物繊維（前菜、サラダ）↓タンパク質（主菜）↓糖質（ご飯、味噌汁）にしましょう。

しかし、お年寄りや食の細い人は、サラダを食べただけでお腹がいっぱいになり、肝心の肉を残してしまうということが起こります。とくに糖質ちょいオフを実践している人は、野菜ファーストを意識するあまり、このようなケースが多いようです。

そんなときは、迷わずに肉から食べるようにしてください。肉や卵が持つ動物性タンパク質を吸収することが主眼であることを、思い出していただきたいと思います。

◆緑黄色野菜と一緒に食べるのがベスト

ただ、肉を先に食べるといっても、トンカツだけ食べても喜びに欠けますね。付け合わせの定番であるキャベツやサラダを一緒に食べればいいでしょう。

とくに肉と一緒に食べてほしい野菜があります。それは、ブロッコリー、ほうれんそう、春菊、アスパラガスなどです。これらの緑黄色野菜には、葉酸が含まれています。葉酸はタンパク質の吸収・合成に欠かせない物質です。

また、葉酸がよく働くにはビタミンB_1が必要です。ビタミンB_1は肉類、とくに豚肉に多く含まれています。トンカツとブロッコリーを一緒に食べれば、お互いにいい働きをサポートし合って、吸収・合成の効率が上がることになります。まさに理想的な食べ合わせといえます。

◆肉で太ることはない

野菜ファーストではなく肉ファーストを推奨すると、「肉を先に食べると太りそう」と心配する人がいます。太る原因は、タンパク質でも脂質でもなく、糖質です。肉には糖質がほとんど含まれていません。したがって、肉を食べると太るというのは誤解です。

確かに肉はカロリーが高い食品ですが、肉の食べすぎで太るとすれば、それは必要な分量の何倍も食べつづけた場合だけです。

トンカツ1枚、あるいはステーキ1枚を主菜にする程度の日本人の食事では肥満になることはありません。野菜を一緒に食べると食べすぎの予防になります。

理想的な食べ合わせ

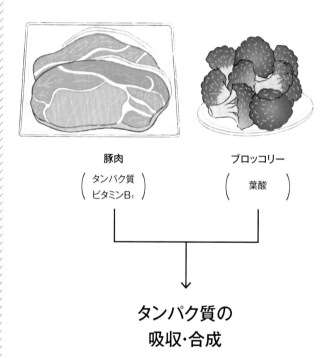

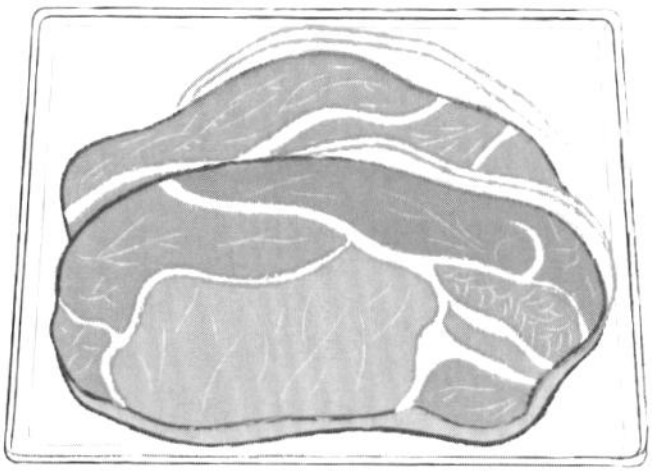

豚肉
（タンパク質
ビタミンB_1）

ブロッコリー
（葉酸）

↓

タンパク質の吸収・合成

肉を先に食べると血糖値の上昇がゆるやかになった

◆ご飯を先に食べると血糖値が急上昇

肉ファーストが食後血糖値を上げないことを示す興味深いデータを紹介しましょう。関西電力医学研究所が行った実験です。

実験では、糖尿病の患者12人と健常者10人を対象に、ご飯を先に食べた場合と主菜（魚、肉）を先に食べた場合の食後血糖値を調べました。

すると、ご飯を先に食べたグループは、主菜を先に食べたグループよりも明らかに食後血糖値のカーブが急上昇し、最高値も高くなったのです。

研究チームは、肉や魚を先に食べることによって小腸や十二指腸からインクレチンという物質が分泌され、インスリンの働きを促したためと、結論を出しています。

インスリンの分泌が促進されるため、吸収された血液中のブドウ糖の処理が高まると考えられます。

肉をご飯の前に食べると血糖値の上昇がゆるやかに

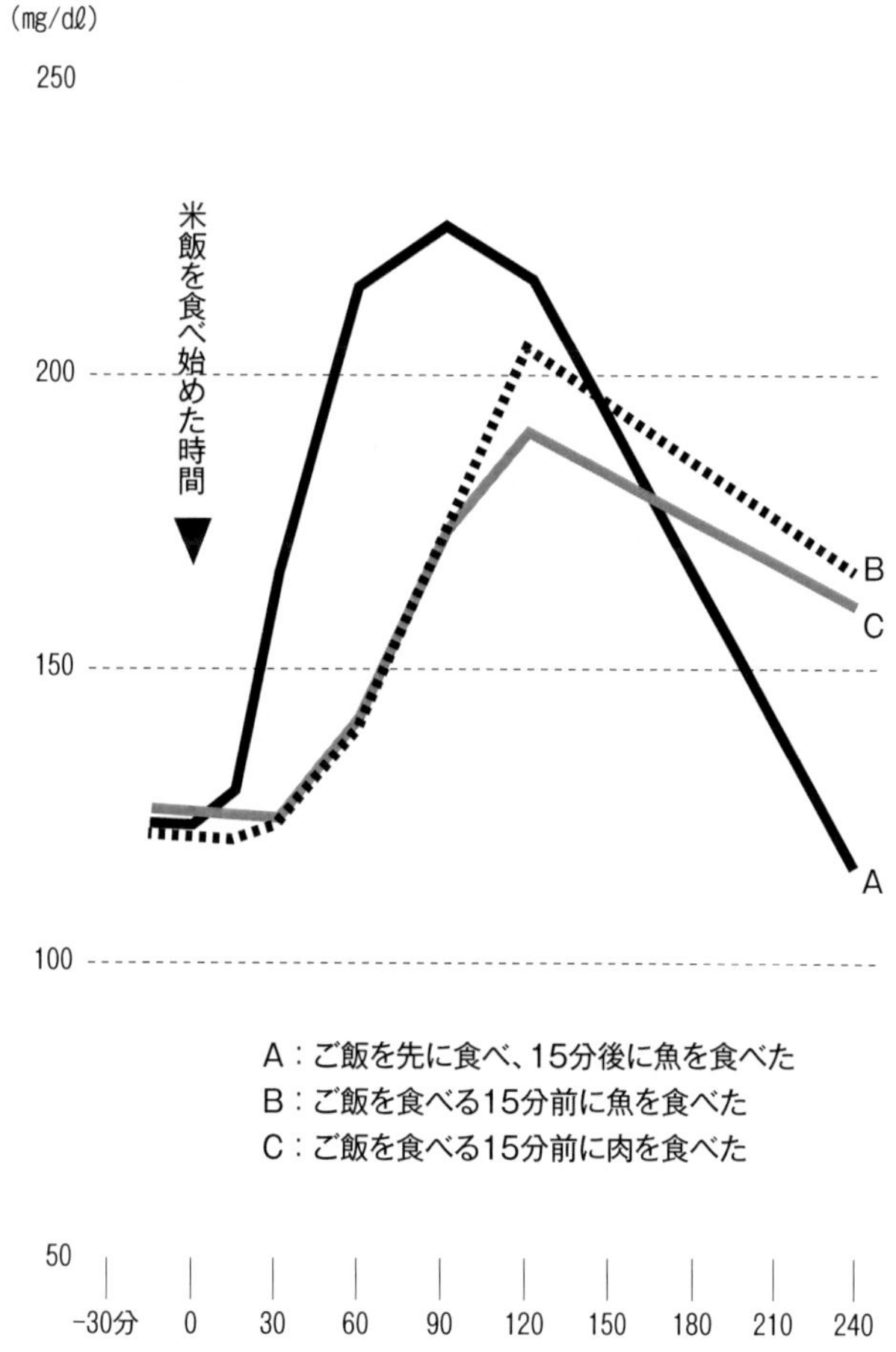

出典：「関西電力医学研究所」の矢部氏らの資料をもとに作成

健康的に肉を食べるコツはご飯を我慢して肉のうまみを楽しむこと

◆ご飯と甘いタレには注意

焼き肉を例にして、健康的に肉を食べるコツを考えてみましょう。

すでに解説したように、肉には糖質がほとんど含まれていません。したがって、いくら肉を食べても血糖値が上がる心配はしなくてもけっこうです。

ただし、肉と一緒にご飯をたくさん食べてしまっては元も子もありません。「焼き肉定食、ご飯大盛りサービス」などという宣伝につい誘われないように気をつけてください。

カルビクッパなどのご飯物もおいしいのはわかりますが、ぐっと我慢しましょう。スープに入ったご飯はよく噛まずに飲み込みがちです。これは血糖値急上昇の原因となります。純粋に肉のおいしさを楽しむのが正解です。

次に注意したいのは、甘いタレです。通常、焼肉店のテーブルには、何種類かのタレが置いてあります。とろりとした甘いタレは糖質が多いので敬遠しましょう。ピリッと辛いタレやレモンで食べるのが理想です。

◆焼き肉とにんにくは好相性

にんにくを効かせるのもおすすめです。

にんにくには強い解毒作用があり、肝臓が疲れているときには、ぜひとってほしい食品です。にんにくの香り成分であるアリシンはビタミンB_1と結びついてアリチアミンとなり、疲労回復に絶大な力を発揮します。このパワーを商品化したのが「アリナミン」です。その効果はもう立証済みですね。

焼肉店のテーブルにおろしたにんにくの小瓶が置いてあったら、ぜひタレに加えてみるといいでしょう。この際、においは度外視です。

焼き肉につきもののキムチにもにんにくが使われています。肉と一緒にサンチュに巻いて食べると、本場の味わいが楽しめます。

肉を焼きすぎて焦がすとAGE（終末糖化産物）という物質が発生します。これが体内に入ると健康なタンパク質の組織に絡みついて老化を早めると考えられています。ほどよい焼き加減で食べるのがおいしくて健康にもいちばんです。

〈肉の種類別・効用と食べ方①〉

【牛肉】に含まれるヘム鉄は血液を元気にしてくれる

◆鉄分は血液の材料となる

ここからは肉の種類ごとに特徴を整理していきます。それぞれに含まれる栄養素には違いがありますが、基本的にはどの肉もすぐれたアミノ酸組成を持っていますので、好みに合わせて選ぶのがいいといえます。

牛肉の特徴は、何といってもヘム鉄という動物性のミネラルである鉄分です。その量は豚肉の3～4倍で、とくに赤身の部分に多く含まれています。

鉄分にはヘム鉄のほかに海藻や野菜に含まれる非ヘム鉄があります。動物性のヘム鉄は人間の体により吸収されやすいという性質があります。

鉄分は体内に入ると、主に赤血球をつくる材料となり、健康な血液状態を保つために欠かせません。

貧血ぎみの人は牛肉を多くとるといいでしょう。なお、ヘム鉄は牛肉のほか、鶏や豚のレバーにも含まれています。

◆ハツを食べて元気を回復しよう

牛肉のなかでタンパク質を最も多く含有しているのは、もも肉です。タンパク質は、健康な筋肉をつくるために欠かせない栄養素です。

牛肉のハツ（心臓）にとくに多く含まれているのがビタミンB_1です。

ビタミンB_1は炭水化物をエネルギーに変換するときに必要となる栄養素です。ビタミンB_1が不足すると、食べているのに元気が出ない、疲れが取れない、というエネルギー不足の症状が出ます。

また、エネルギーが効率よく産出されると、脳の回転が良くなる効果があります。試験の前にはハツがいいかもしれません。

レバーに多く含まれるビタミンB_2は、糖代謝を促す力が認められています。血糖値が高い人は牛レバーがおすすめです。

そのほか、精神の安定をもたらすセロトニン、脂肪燃焼効果が認められているL-カルニチン、ビタミンB_{12}など、牛肉に含まれる栄養素は枚挙に暇がありません。食べれば食べるだけ元気になると考えていただいてけっこうです。

牛肉の部位

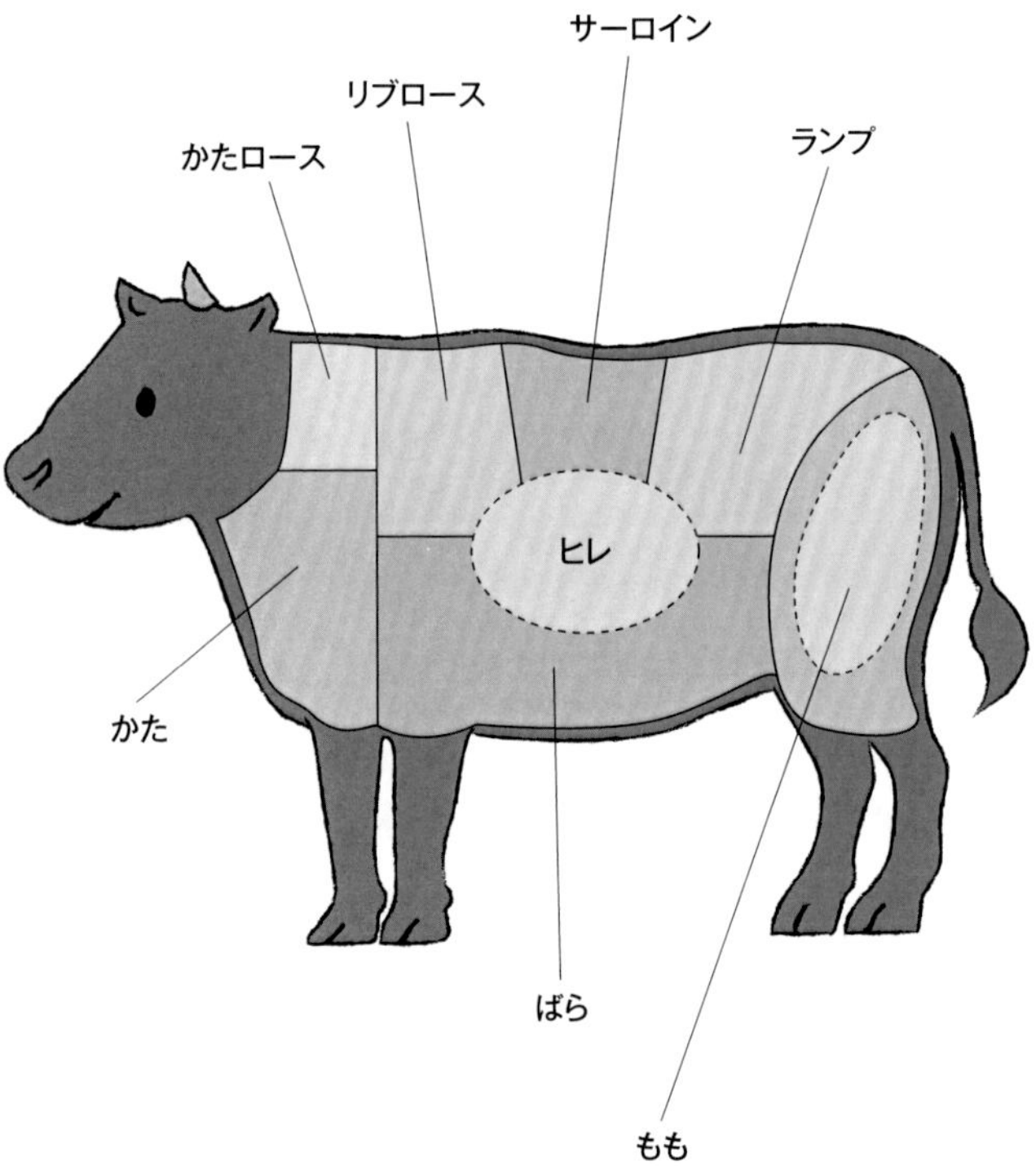
サーロイン
リブロース
かたロース
ランプ
ヒレ
かた
ばら
もも

牛肉の部位と特徴

かた	タンパク質が多く、脂肪が少ない。うまみ成分が豊富で、カレー、シチューなどの煮込み料理に向いている。
かた ロース	よく運動する部分なので、サーロインにくらべて筋張っている。脂肪が多く霜降りになりやすい。すき焼きなどにいい。
リブ ロース	肉に厚みがあり、霜降りほど高級となる。すき焼き、しゃぶしゃぶ、ステーキなどに使われる。
サーロイン	背中の部分を指す。ヒレと並ぶ高級部位。形がよく大きさのそろった肉が取れる。ステーキの代名詞。
ばら	赤身と脂肪が層になっていて、三枚肉とも呼ばれる。脂肪含量が多く、その脂肪に濃厚なうまみがある。焼き肉のカルビ。
もも	脂肪が少ない赤身の部位。脂肪を控えたい人におすすめ。たたきやローストビーフによく使われる。
ランプ	脂肪は少ないが、肉のきめが細かくやわらかい。生食のタルタルステーキや刺身になる。ランプステーキはやわらかいのが特徴。
ヒレ	1頭から棒状のヒレが2本しか取れない、高級部位。別名テンダーロイン。ほとんど使われない筋肉なので、きめが細かくやわらかい。

【豚肉】のビタミンやミネラルに疲労回復や高血圧の予防効果あり

◆ビタミンB群を豊富に含む

豚肉にはビタミンB_1がとくに多いのが特徴です。豚肉100gに含まれるビタミンB_1は、1日に必要な量を超えています。

ビタミンB_1は、にんにくのアリシンと結合して疲労回復に強い力を発揮します。疲れがたまったら、豚肉を焼いてにんにくしょうゆをつけて、もりもりと食べましょう。もちろん、夏バテ防止にも効果的です。

ビタミンB_2は皮膚や粘膜の生成を助けます。肌艶を良くして老化を防ぐ働きがあり、さらに、口内炎や皮膚の炎症も治りやすくなります。

また、ビタミンB_6は筋肉や血液の生成に寄与する大切な栄養素です。

◆脳への伝達作用が活発になる

ミネラル類でとくに豚肉に多いのがカリウムです。

カリウムは余分なナトリウム（塩分）量を調整する働きがあります。この力によって血圧を正常に保ってくれます。

カリウムが少なく、ナトリウムが多いと血圧が高くなる傾向が現れます。

また、カリウムが細胞の内外を行き来することで電気信号を発し、それが脳への伝達作用、筋肉機能や心機能を正常に維持していると考えられています。

暑い夏に汗を多くかくとカリウムが不足がちになります。冷しゃぶサラダなどを食べてカリウムを補給するといいでしょう。

◆精神の安定にも貢献

豚肉の赤身に含まれるトリプトファンは、精神の安定を司るセロトニンというホルモンをふやす働きを持っています。

セロトニンが不足するとうつ病になったり、精神的にキレやすくなります。

また、アラキドン酸は認知症を予防する働きがあるといわれています。かぼちゃやさつまいもと一緒に食べると、さらに効果が上がるとされます。

豚肉の部位

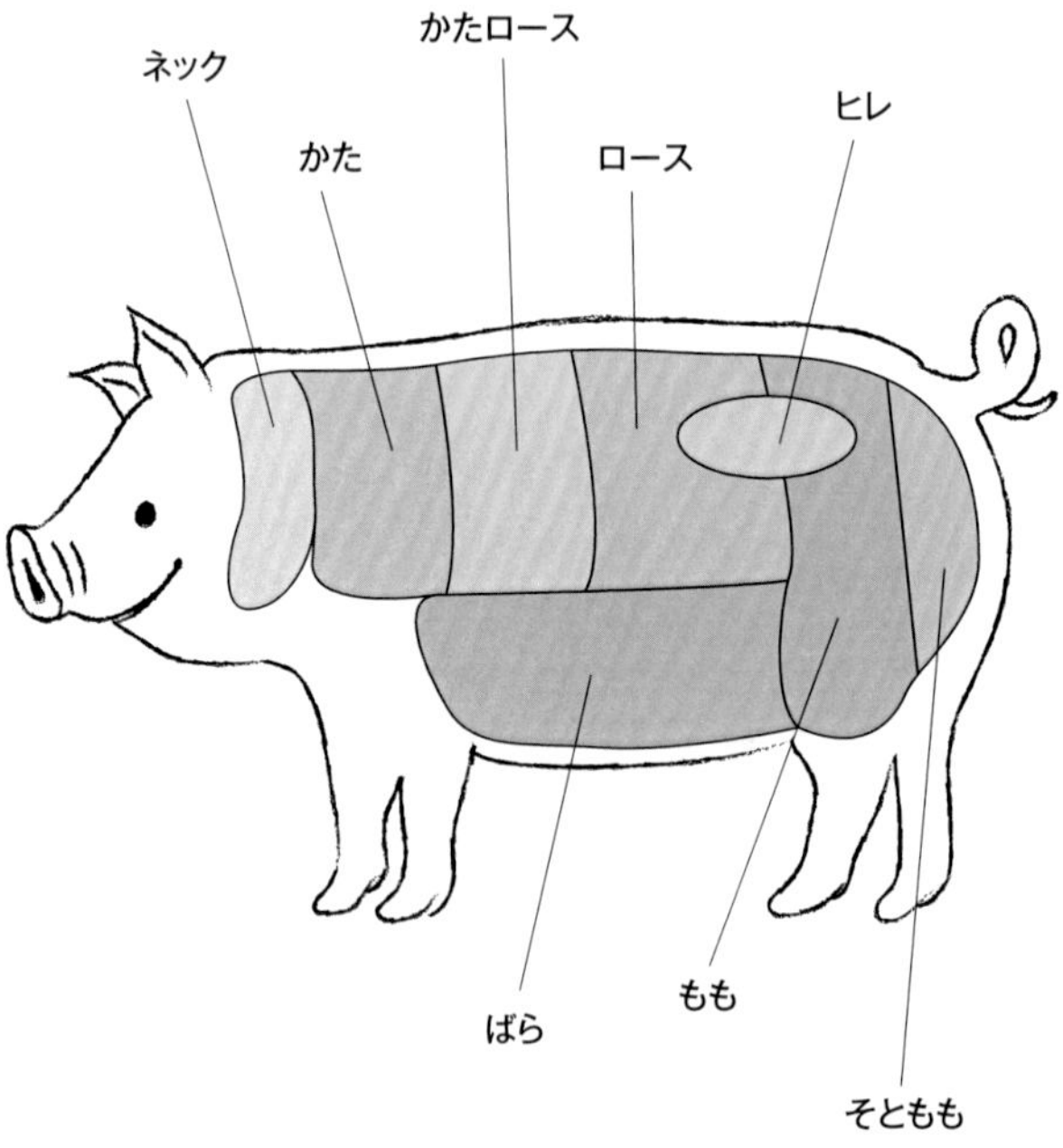
ネック
かたロース
かた
ロース
ヒレ
ばら
もも
そともも

豚肉の部位と特徴

ネック	1頭から数百グラムしか取れない稀少部位。焼肉店では豚トロと呼んでいる。
かた	運動量が多いため、赤身できめが粗い。角切りはシチュー、薄切りは焼き肉によく使われる。
かたロース	かた肉よりも淡い紅色でコクがあり、きめが細かい。脂肪が網状に入るのが特徴。
ロース	何本かの筋肉が集まった組織で、赤みのあるピンク色をしている。筋肉の間に脂肪があり、コクが深い。
ヒレ	ロースの内側に2本ある、高級部位。運動しないため、きめが細かく、やわらかく低脂肪。
ばら	肋骨の腹側の部分。脂肪層と赤身が交互に3層になっているため、三枚肉と呼ばれる。
もも	やわらかい赤肉で、きめが細かく脂肪も少ない。骨を抜いて加工したものがボンレスハム。
そともも	激しく運動するため、きめが粗く硬い。切除されることが多いが、ひき肉として使われる。

〈肉の種類別・効用と食べ方③〉

【鶏肉】の栄養成分が肌や肝臓の健康に貢献する

◆目が疲れたときは鶏レバー

鶏肉にはビタミンAが多いのが特徴です。その量は牛肉の10倍以上です。

ビタミンAは、皮膚や粘膜の健康を保つ働きがあり、乾燥肌や肌荒れ予防に効果が期待できます。また、眼精疲労の軽減にも効果があります。

ビタミンAは肉にも含まれていますが、鶏のレバーにはとくに多く含有されています。仕事で目が疲れたときには、鶏レバーが良さそうです。

◆お酒を飲むときは、やっぱり焼き鳥

鶏肉のアミノ酸組成で特徴的なのが、メチオニンの豊富さです。

メチオニンは肝臓の機能を高める効果が認められています。肝臓に中性脂肪がたまる脂肪肝の予防に役立ちます。

お酒を飲むときに焼き鳥を食べるのは、理にかなった選択といえます。

鶏のもも肉にとくに多い不飽和脂肪酸は、血中コレステロールを抑える働きがあります。もも肉の脂質を嫌ってむね肉ばかり選ぶ人がいますが、むしろ鶏肉の脂肪は健康的と考えたほうがいいでしょう。

ただし、不飽和脂肪酸は酸化しやすいという弱点があります。調理したらあまり長くおかずに、なるべく早く食べきるのがおすすめです。

◆むね肉には抗酸化成分がたっぷり

むね肉やささみに多いのが、イミダゾールジペプチドです。

イミダゾールジペプチドには強い抗酸化作用があり、体内での活性酸素の動きを抑制します。抗酸化作用は、動脈硬化の予防をはじめ、疲労回復、老化防止、血糖値の調整など、さまざまな健康効果に寄与します。

同じくむね肉に多いビタミンB群のナイアシンは、アルコールの分解を促進するといわれています。二日酔い防止、肝臓障害の予防、疲労回復に効果があります。

手羽肉に多いコラーゲンが肌の健康を保つのは、ご存知の通りです。

鶏肉の部位

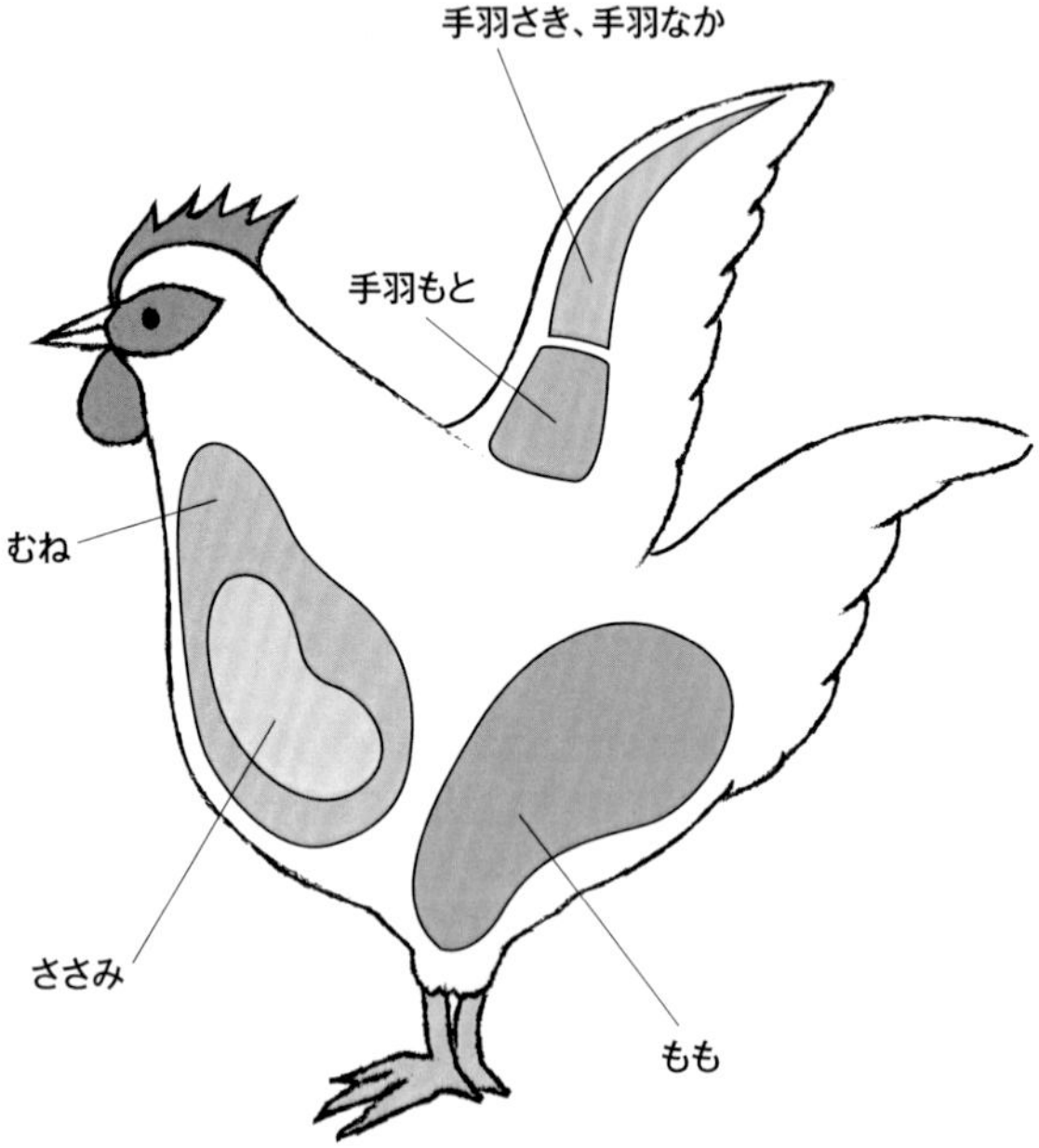

鶏肉の部位と特徴

もも	むねにくらべると硬いが、味にはコクがある。骨付きをレッグ、中央部の関節で切り離した下部をドラクスティックと呼ぶ。
むね	脂肪含有量が少なく、カロリーが低い。から揚げやフライのように油を補う料理に向く。
ささみ	脂肪含有量は少ないが、タンパク質は多い。淡白でやわらかいので、ゆでてサラダに使う。
手羽さき	腕から羽先までの部位から手羽もとを除いた部分を指す。スープやカレー、煮物に使われる。
手羽なか	手羽さきから手指を除いた部分を指す。炒め物や煮物に用いる。
手羽もと	上腕部を指す。ウイングスティックと呼ばれ、淡白だがコクがある。骨付きは水炊きに使われる。

〈肉の種類別・効用と食べ方④〉

【羊肉】は中性脂肪を減らし、【イノシシ】【馬肉】はタンパク質を供給する

◆ジンギスカンで中性脂肪を減らす

牛肉、豚肉、鶏肉の栄養成分について考察してきましたが、そのほかの肉についても注目してみましょう。

羊肉は独特の甘い香りが特徴的で、ジンギスカンなどでよく食べられます。生後1年未満の仔羊の肉をラム、1年以上経った大人の羊肉をマトンと呼びます。

羊肉にも、もちろんタンパク質は豊富ですが、いちばんの特徴はL-カルニチンを多く含んでいることです。

L-カルニチンは肝臓で合成されるアミノ酸の一種で、脂質を筋肉に運んで代謝を促すという重要な役割を担っています。つまり、L-カルニチンが不足すると中性脂肪の燃焼が不十分になり、太りやすくなるのです。

L-カルニチンは年齢とともに合成が衰えるといわれています。また、肥満の人はカルニチン

合成が弱いこともわかっています。

定期的に羊肉を食べて、メタボを防ぐようにしましょう。

◆イノシシ肉のビタミンB_2はダントツ

イノシシの肉は脂質が少なく、タンパク質が多いという特徴があります。

また、脂質が少ない分、カロリーが低く、牛肉100gあたりのカロリーが約400キロカロリーなのに対して、イノシシは約260キロカロリーしかありません。高タンパク低カロリーというわけです。

豚肉にビタミンB_2が多いことは紹介しましたが、イノシシ肉のビタミンB_2含有量はその2倍以上もあります。

高タンパク、低脂質でいえば、馬肉も肩を並べます。

また、馬肉には、牛肉同様、鉄分が多く含まれているのが特徴です。鉄分は赤血球の材料となる成分で、健康な血液を維持するためには欠かせません。

馬肉には亜鉛も豊富に含まれています。亜鉛はさまざまな酵素の成分となるほか、味覚を正常に保つ役割もあります。サプリメントの素材としてもおなじみですね。

さらに、馬肉に多いペプチドは血圧を下げる効果が期待できます。

卵料理は簡単。調理法を工夫して1日3～5個は食べるといい

◆ゆで卵を常備する

私が肉と並んでイチオシしている食品が卵です。

卵の上手な食べ方について、考えてみましょう。

通常、卵は10個入りのパックで販売されています。

卵を買ってきたら、まず4～5個をゆでておきましょう。ゆで卵はサラダの具材として定番なほか、サンドイッチ、おでん、煮物などにも便利に使うことができます。おやつ代わりに食べてもいいですね。

そのほか、一般的な調理法としては、目玉焼きやスクランブルエッグ、オムレツなどが思い浮かびます。どれも手軽に調理ができるのもうれしいところです。

◆いろいろな食材との相性もいい

しかし、毎日の食事ですから、多少工夫して変化をつけたいものです。

たとえば、スクランブルエッグに具を追加してみましょう。

ひき肉、ソーセージ、ツナ、チーズなどのタンパク質を加えれば、グレードが上がります。缶詰のビーンズなどもいいですね。

野菜類なら、トマト、アボカド、タマネギ、にんにくなどが好相性です。

カレー味やイタリアン、メキシカンなど風味にバリエーションをつけるのもいいアイデアです。スーパーマーケットで簡単に使えるミックススパイスが販売されています。いくつかそろえておけば、献立にバラエティがつきそうです。

◆野菜炒めの常連にしよう

いつもの野菜炒めに卵を追加してみましょう。

キャベツ、タマネギ、もやし、ニラ、ゴーヤなど、どんな野菜とも相性よくなじみます。栄養面ばかりでなく、見た目もきれいになって食欲増進につながります。

チャーハンを作るときも、ぜひ卵を具材に加えてください。

味噌汁やスープを卵とじにするのはいかがですか。最後に溶いた卵を流し入れて、ふわっとさせれば完成です。

工夫次第で1日に3～5個の卵を食べることはむずかしくありません。

朝食に卵を食べる「朝タマ」が新しいトレンド

◆朝食抜きは逆効果

朝食を食べない人がふえているといいます。農林水産省のホームページによると、20～30代の男女の約30％が朝食を抜いているそうです。

これは、本当に嘆かわしいことです。

朝食を食べない理由はさまざまでしょうが、ダイエットのためと考えているなら、それはまったくの誤りです。

前夜の夕食から、当日の昼食までの長い時間に何も食べなければ、体が危機感を感じて栄養を吸収しようとします。そこで炭水化物の多い昼食を食べれば、過剰な糖質の摂取となり、中性脂肪の増加を招きます。

ダイエットどころか、まったくの逆効果なのです。

◆経験的に認められてきた朝タマ

一時期、朝バナナが流行しました。素早く栄養がとれるバナナが、忙しいサラリーマンのライフスタイルに合致したのでしょう。

しかし、バナナの甘さの成分は果糖という吸収の速い糖分です。果糖は、急速に血糖値を上昇させる血糖値スパイクの原因と考えられています。しかも、バナナはでんぷん質を多く含むため、最適な選択かという疑問が生じます。

卵の普及活動をしている日卵協（日本卵業協会）は、朝食に卵を食べる「朝タマ」を推奨しています。

卵の有効成分には脳の回転を良くする物質が含まれています。朝食に卵を食べれば、午前中の仕事から勢いがつきそうです。

よく考えると、卵は朝食に最適な食材といえそうです。

なぜなら、旅館の朝食には卵焼きや生卵が定番ですね。ホテルの朝食バイキングでも、必ずスクランブルエッグが並んでいます。喫茶店のモーニングサービスといえば、ベーコンエッグで決まりです。

卵が朝の栄養補給にぴったりであることは、経験的に認められてきたわけです。明日からは朝タマ習慣でいきたいものです。

肉と卵を一緒に食べれば、フレイル予防に一石二鳥の効果

◆すき焼きには卵をたっぷりとからめよう

フレイル防止の目的で、タンパク質をたっぷりとるために、肉と卵を一緒に食べれば、まさに一石二鳥で効率がいいですね。

まず思い浮かぶのが、親子丼です。

出汁で煮込んだ鶏肉とタマネギを卵でとじて仕上げます。出汁がご飯に浸み込んだおいしさは何ともいえません。できれば、「ご飯少なめ」で楽しみましょう。

親子丼が出れば、次は牛丼でしょうか。忙しいウィークデーのランチに牛丼を選ぶ人も多いはずです。牛丼を食べるときは、卵のトッピングと「ご飯少なめ」を忘れないでください。

すき焼きには必ず生卵がついてきますね。しっかりと味の浸みた牛肉を溶いた卵にからめると、さらにおいしさがアップします。外食で食べるときも、卵はお代わり自由のところが多いようです。遠慮せずにたっぷりといただきましょう。

ちなみに、卵は加熱をすると若干、タンパク質の量が減ります。したがって、生食のほうが、より効率的にタンパク質をとれるといえます。

たまには高級な卵で、卵かけご飯もいいですね。

◆ハンバーグには目玉焼きが必須

ファミリーレストランの定番ランチといえばハンバーグです。ハンバーグを注文するときは、必ず目玉焼きがのっているメニューを選んでください。もちろん、家でハンバーグを作るときも目玉焼きを忘れずに。

ハンバーグと同様にひき肉を使う料理にミートローフがあります。オーブンで焼き上げた肉には高級感がありますね。

ミートローフの中にゆで卵を切らずに並べていれるレシピがあるのをご存知でしょうか。満足感もアップしますので、ぜひ試してみてください。

ひき肉を炒め、溶いた卵をからめてから味噌とみりんで仕上げれば、おいしいそぼろができます。お弁当のおかずにも重宝します。

ピカタは肉を焼くときに卵をからませる料理です。ポークでもチキンでもおいしく仕上がります。家庭でも簡単にできますので、たっぷりと卵を使って調理してください。

乳製品を食べれば日本人に不足しているカルシウムとタンパク質が同時にとれる

◆子どもの体格向上に貢献

戦後、洋風の食生活に移行し、日本人の栄養状態はみるみる改善しました。平均寿命が延びるとともに、子どもたちの体格もぐんと良くなりました。

その過程で肉と並んで大きく貢献したのが、牛乳です。1949年にユニセフからの寄贈による脱脂粉乳を学校給食に導入、1966年からは瓶の牛乳が配られるようになりました。

貧弱だった子どもの体が頑丈になったことに、1日1本の牛乳がかかわったことは疑う余地がありません。

◆カルシウム不足を補って骨と歯を丈夫に

健康長寿のためにも、牛乳をはじめとする乳製品の役割が重要です。

厚生労働省は「食事摂取基準」のなかで、男女別、年齢別に分けて、望ましい栄養素の摂取基準を公表しています。

実態とくらべてみると、ほとんどの栄養素が基準を満たしているなかで、唯一、達成できていないのがカルシウムです。1日の摂取基準量が650〜800mgなのに対して、実際の摂取量は500mg程度しかありません。

カルシウムは、ご存知のように骨や歯をつくる重要な栄養素です。カルシウム不足になると骨折しやすくなり、歯が悪くて十分に食事がとれなくなります。

また、カルシウムが骨の材料となるためにはビタミンDのサポートが必要ですが、乳製品にはカルシウムとともに、ビタミンDもちゃんと含まれています。

良質な動物性タンパク質をとるばかりでなく、カルシウム不足を補う意味でも乳製品の摂取は必須なのです。

こくらクリニック院長の渡辺信幸先生は、著書のなかで「牛乳よりもチーズがいい」と述べています。牛乳には乳糖という糖質が含まれていて、血糖値を上げる原因になるからです。

先生は料理に使う以外に、おやつにもチーズをつまみ、1日120g食べることを推奨しています。

高級なチーズである必要はなく、1つずつ包装されている手軽なもので十分だそうです。チーズが好きな人は実践してみてはいかがでしょうか。

卵1個、牛乳コップ1杯、豚肉50グラムで必須アミノ酸はまかなえる

◆動物性タンパク質は効率がいい

肉、卵、乳製品をしっかりと食べることの重要性を解説してきました。

タンパク質は胃や腸でアミノ酸に分解されて体内に取り込まれた後、再びタンパク質に合成されて筋肉や髪、皮膚、血管などになります。肉、卵、乳製品といった動物性タンパク質は、アミノ酸組成が人間の体に似ているため、効率よく体の組織に変換されるのです。

また、食物からしかとることのできない必須アミノ酸をすべて含んでいることもメリットです。

左の表は、卵1個、牛乳コップ1杯、豚肉50gを食べたときに、それぞれの必須アミノ酸が1日の必要量（所要量）の何%とれるかを示したものです。

結果を見ると、卵、牛乳、豚肉ともに無理のない量で、ほとんどすべての必須アミノ酸が充足できていることがわかります。

野菜や魚だけを食べていては、達成できない数字です。

畜産物から得られる必須アミノ酸(単位:mg)

必須アミノ酸	所要量[1](1日あたり)	摂取量			充足率[3](%)
		タマゴ[2](50g)	牛乳(200mℓ)	豚ロース(50g)	
ヒスチジン	600	155	176	430	127
イソロイシン	1200	305	340	430	90
ロイシン	2340	500	620	750	80
リジン	1800	445	520	850	101
含硫アミノ酸[4]	900	345	220	365	103
芳香族アミノ酸[5]	1500	600	540	700	123
スレオニン	900	290	260	445	111
トリプトファン	240	90	82	115	120
バリン	1560	385	400	465	80

1:所要量:体重60kgの成人の場合(WHO/FAO/UNU評価パターン)
2:Mサイズの鶏卵(卵白と卵黄の合計)
3:摂取量÷所要量
4:メチオニンとシスチン
5:フェニルアラニンとチロシン

魚と大豆を上手に食べるとタンパク質中心の食事が充実

◆旬の魚を選んで食卓に

畜産物のタンパク質を中心とした食生活を推奨していますが、もちろん魚もしっかりととってほしい動物性タンパク質です。

いくら肉好きでも毎日、肉ばかりでは飽きることもあります。さんまの塩焼きや鮮度のいいかつおの刺身など、旬の魚を選んで食卓にのせてください。

また、肉料理の副菜に使うのもいいことです。冷凍のシーフードミックスやエビをサラダに使ってはいかがでしょう。タンパク質の補充に加えて、カルシウムもとることができます。

いわしやさばに含まれるオメガ3系脂肪酸の代表のＤＨＡ、ＥＰＡが、血液をサラサラにする効果はすでに広く認められています。

前菜代わりに刺身や煮つけで食べるといいでしょう。

大豆製品の食べ方のコツ

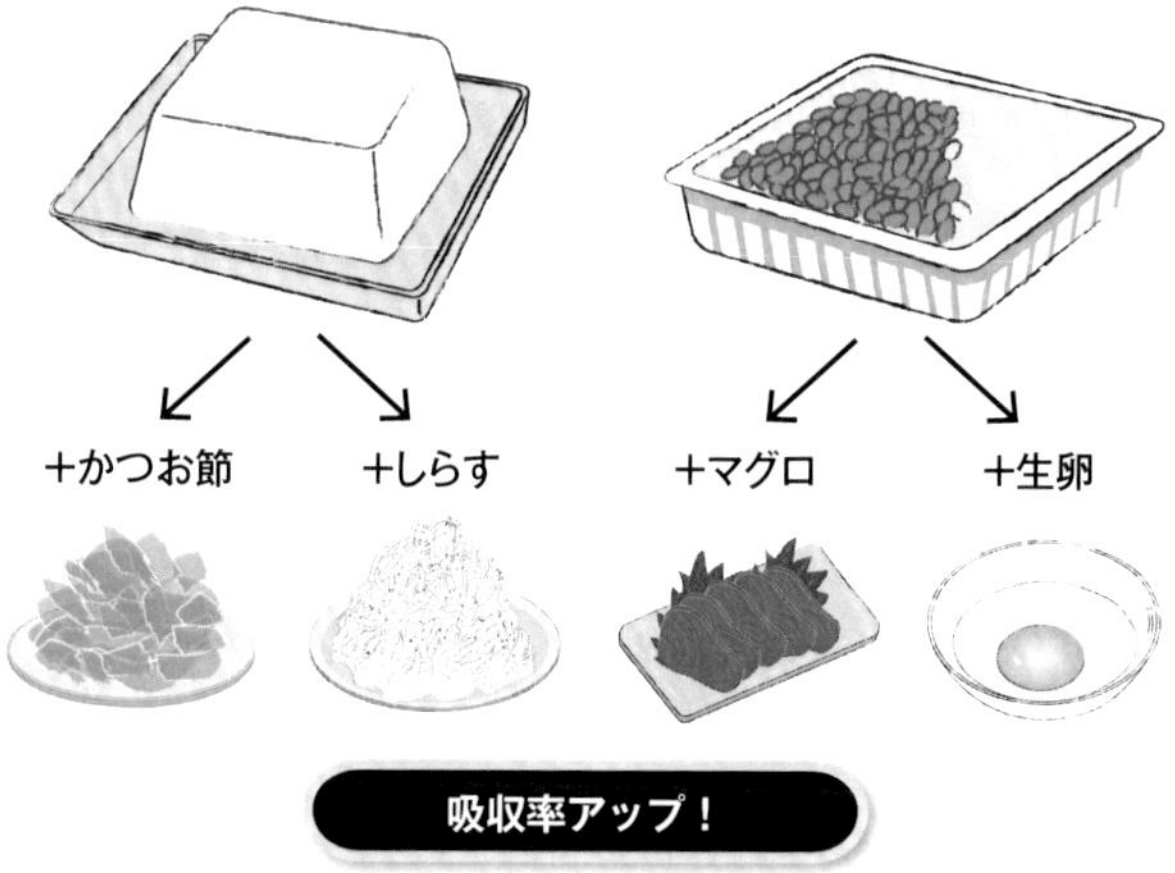

大豆製品＋動物性タンパク質のおかず例

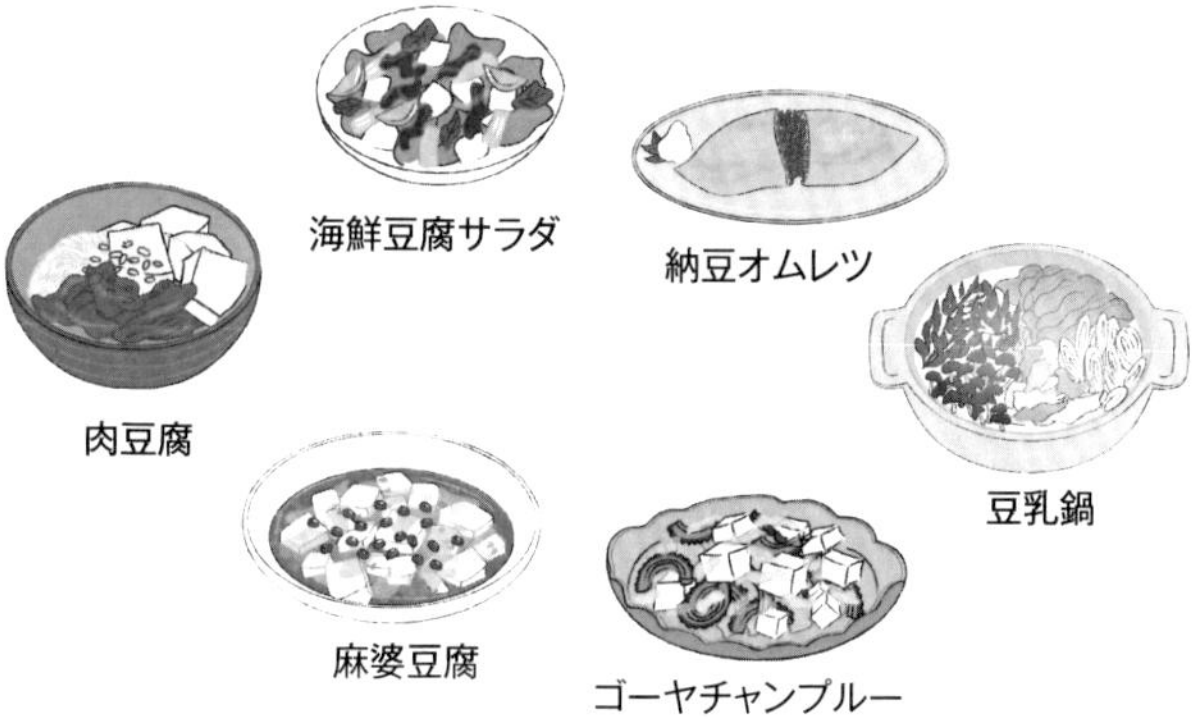

◆大豆は栄養の宝庫

大豆は植物性タンパク質のほか、多くの健康物質を含む優良食品です。善玉コレステロール（ＨＤＬコレステロール）をふやすレシチン、免疫力を向上させるサポニン、整腸作用が認められるオリゴ糖、抗酸化作用が強いイソフラボン、さらに食物繊維など、数え上げれば切りがありません。

枝豆や冷や奴、厚揚げは前菜にぴったりです。風呂上がりにビールを飲みながらつまめば、夕食の満足感も上昇します。

◆納豆に卵を混ぜれば万全

大豆食品を動物性タンパク質と一緒にとると、アミノ酸の吸収が促進されるといいます。たとえば、冷や奴の上にかつお節やしらすをのせれば、それだけで十分です。そのほか、マグロ納豆や納豆オムレツも手軽でいいですね。

納豆に含まれるナットウキナーゼは、血栓を溶かし血液をきれいにしてくれます。もちろん、優秀な食物繊維も持っています。

ご飯を食べるときは、納豆に卵を混ぜてかければ、大豆の植物性タンパク、卵の動物性タンパクが加わり、アミノ酸組成も完璧です。

PART 4

【血糖値を跳ね上げる危険な〈外食〉の切り抜け方】

中華、イタリアン、焼き肉、居酒屋でもＯＫ。食べ方さえ工夫すれば、それだけで血糖値、ヘモグロビンA1cを下げられる！

料理の選び方、食品を食べる順番、ゆっくりよく噛むなど、ちょっとした工夫で、どんな店でも、血糖値の心配なく、安心して食事ができる

◆糖尿病の食事療法はストレスがいっぱい

これまで、何も気にせず自由に家族や友人と食事を楽しむことができたのに、糖尿病にかかった今、食事療法のことを考えると、カロリーや栄養のことが気になって、食事を楽しむことができなくなってしまいます。とくに外食をするときには、どのお店を選ぶか、何を注文するか、食べずに残さなくてはならない食品はどれか……、などを考えると、本来楽しくあるべき食事が、楽しめないだけでなく、ストレスでいっぱいになってしまいます。

糖尿病患者の多くの人たちは、食事療法をストレスに感じています。いや、食べたり飲んだりすること自体がストレスになっている人がたくさんいるのです。糖尿病の原因は、過食とそれによる肥満、運動不足とされますが、ストレスもまた重要な原因の一つなのです。

ストレスがかかると、私たちの体はそれを解決するために、脳や筋肉を働かせなくてはなりません。そのエネルギーを供給するために、血液中にブドウ糖が放出されて、血糖値が高くなるの

です。ストレス状態のときには、抗ストレスホルモンである副腎皮質ホルモン、アドレナリン、成長ホルモンなどが分泌されますが、それらはいずれも血糖値を上昇させる作用を持っています。

ですから、糖尿病の食事療法を行う際、ストレスを感じていては、なかなか成果が上がりません。

そこで私が考えたのが、糖尿病の人でもストレスを感じずに楽しんでできる、血糖が上がりにくい工夫をした食事法です。これは家庭で行う食事療法だけでなく、まったく同じように外食にも応用できるのです。患者さんに指導すると、たいへん好評で、食事に対するストレスもなくなり、治療成績もよくなって、血糖値やヘモグロビンＡ１ｃ値も改善しています。

◆食べる順番を工夫し、ゆっくりよく噛んで、楽しく食べることが大切

糖尿病の食事療法でよくいわれるのは「食べてはいけない食品というのはありません」ということです。その通りです。ですから、外食をするときにも、入ってはいけないお店、避けたほうがいいお店というのもありません。どのお店でもいい、好きなところに入って、食べたいものを食べていいのです。ただし、ＰＡＲＴ１などで述べたように、〈食べる順番〉〈ゆっくりよく噛んで食べる〉〈糖質ちょいオフ〉を守ることこそが大事なのです。繰り返しになりますが、まずその原則をお話ししましょう。

①食事のはじめは食物繊維の多い食品を食べよう

まずはじめに、野菜、海藻類、きのこなど、カロリーが少なく食物繊維が多く含まれ、消化に時間がかかるものを食べましょう。これらの食品は、カロリーが少ないので、急に血糖値を上昇させることはありません。カロリーを摂取する前に胃をふくらませるので、満腹感が得られて、あとから食べるご飯やめん類、パンなどの糖質、肉や魚、油脂（あぶら）類など、カロリーの高い食品の食べすぎを防ぐことができます。

②味噌汁やスープなどでお腹をふくらませる

汁物を飲んでお腹をふくらませておくと、空腹感がやわらげられますから、すぐにご飯を食べたくなるのを防ぐことができます。

③次に肉や魚などのおかずを食べる

肉や魚などのおかず、あるいは油物のおかずを食べます。肉や魚はタンパク質が主で、これは血糖値を上昇させません。油物はカロリーは高いのですが、はじめに食物繊維をとっていれば、吸収がゆっくりになり、満腹感も得られて、食べすぎになることはありません。

④最後に、ご飯、めん類、パンなどの糖質を食べる

食べ物のなかでも、とくに血糖値を上げる原因になるのはご飯やめん類、パンなどの糖質です。

これらは、食べるとすぐに胃や小腸で分解されてブドウ糖になり、速やかに吸収され、血糖を上昇させます。食物繊維や汁物、おかずなどを食べておけば、糖質の吸収もゆっくりになり、血糖値の急上昇や、過食を防ぐことができます。

⑤食事全体を通して、よく噛んでゆっくり食べる

よく噛んで食べれば、食事に時間がかかり、血糖値の急な上昇を防ぐことができます。早食いをすると、血糖が上がって満腹を感じるより前に、たくさん食べてしまいますが、その害を防ぐことができます。よく噛めばその刺激で歯ぐきが丈夫になるし、唾液の分泌がふえて口の中を清潔にし、糖尿病の大敵である歯周病の予防にもなります。

⑥食べることに罪悪感を持たない

食事療法をしていると、「本当は食べちゃダメなのに……」などと罪悪感を抱きながら食事をすることになりがちです。体はストレスを感じ、血糖値を上昇させるだけでなく、いろいろな害をもたらします。

このあとに、いろいろなお店での食べ方を具体的にお話ししますが、基本的には、食べる順番を工夫し、よく噛んでゆっくり食べるということです。それさえ守れば、食事を思う存分楽しんで食べることができます。

油たっぷりでも、こうして食べれば血糖値は上がらない！【中華料理】を食べるときの8カ条

〈その1〉紹興酒にザラメは厳禁。飲み物はウーロン茶・プーアル茶を

中華料理を食べるときには、紹興酒を飲みたくなる人も多いと思います。私はお酒についてはあまり制限しませんが、紹興酒には100㎖中に約5・1gの糖質が含まれていて、ビールよりも多少多いのです。糖質は血糖値を上げる原因になりますし、そのうえザラメを入れるなどはもってのほか。飲み物はウーロン茶やプーアル茶など、脂質の吸収も抑えるお茶類がいいでしょう。

〈その2〉前菜は糖質の少ない葉物野菜やピータンをゆっくりと食べる

メイン料理の食べすぎや血糖値の急上昇を防ぐためにも、前菜選びは大切です。中華料理ではサラダを置いていないお店もあります。そこでおすすめなのが、空芯菜やチンゲン菜などのシンプルな炒め物。食物繊維と油が食べ物の消化吸収をゆっくりにするので、血糖値の急上昇を防ぎます。中華料理の前菜で有名なピータンは、糖質を含まないのでこれもおすすめです。

〈その3〉メイン料理を選ぶときは、しょうゆ・味噌・ソース、とろみに注意

中華のメインとなる肉類やイカ・エビなどの魚介類には、糖質はあまり含まれていません。気をつけなければならないのは味つけです。しょうゆ・味噌・ソース類には糖質が意外と多く含まれています。片栗粉でとろみがつけられた料理も注意が必要。片栗粉はジャガイモなどのでんぷんを精製して作られたもので、100g中に81・6gの糖質が含まれます。しょうゆ、味噌、ソースもそれぞれ100g中に糖質が7・1g、36・7g、28・1g含まれています。

〈その4〉一口に31回は噛み、そのつど箸をテーブルに置く

食べすぎを抑えるうえでいちばん効率がいいのが、満腹感をより早く得ること。そのためにぜひ癖をつけていただきたいのが「よく噛む」こと、一口に31回は噛むよう心がけてください。どうしても31回噛む前に飲み込んでしまう場合は、そのつど箸をテーブルに置くといいでしょう。飲み込む前についつい料理に手が伸びてしまう人は、箸を置くことでこれを防げます。

〈その5〉唐辛子やしょうがのきいた料理が燃焼を高める

唐辛子の辛み成分であるカプサイシンや、しょうがの香り成分であるジンゲロールは、体を温めて、血行を促進する効果があります。血行がよくなるとエネルギー代謝が高まるため、脂肪の燃焼につながります。血糖値を下げるインスリンも太っている人よりやせている人のほうが効き目がいいことがわかっています。麻婆豆腐やピリ辛炒めなどをメイン料理に加えましょう。

〈その6〉テーブルに置かれている酢をうまく利用する

中華料理店の多くではテーブルに酢が置かれていますが、これを使わない手はありません。酢は中性脂肪を分解して燃焼させたり、糖などの吸収を遅らせたりする効果があります。血糖値の上昇もゆるやかになり、インスリンの出すぎもなくなるでしょう。また、酢をかけることで料理の油や塩分が流れて、よりヘルシーに食べることができます。

〈その7〉チャーハンやめん類だけでなく、点心の皮にも気をつける

中華料理を食べる場合は血糖値を上昇させる糖質を避けるために、チャーハンやめん類を避ける注意が大切です。もう一つ気をつけていただきたいのが点心です。シュウマイ、小籠包、肉まん、餃子などの皮は小麦粉から作られています。一つ一つが小さいのでついつい食べすぎてしまいがちですが、血糖値を上げる原因になります。ワンタンなどにも気をつけましょう。

〈その8〉中華料理のデザートは危険がいっぱい

中華料理のデザートといえば、ごま団子、マンゴープリンなどですが、これらはどちらも糖質がたっぷり。カロリーが低いといわれる杏仁豆腐も実際には糖質が多く、シロップやフルーツが加わればその量はさらに多くなります。料理で低糖質のものを選んでもデザートを食べてしまえば意味がなくなってしまうので、ここはぐっと我慢してデザートは食べないのが賢明です。

日本人も大好きなピザやパスタ！ 人気の【イタリアン】を食べるときの8カ条

〈その1〉イタリアンはコースにしないことが第一条件

日本でも人気のあるイタリア料理。コースで注文すると、前菜から始まり、サラダ、魚や肉料理、パスタ、デザートまで、食べきるとかなり満腹になります。なかにはパスタとピザ、両方がコースに入っていることもあり、糖質をとりすぎる原因になります。イタリアンを食べる場合にはコースにしないで、一品ずつ注文（アラカルト）できるお店を選ぶことが第一条件。このときも葉物野菜や肉・魚類を多くとり、糖質を控えましょう。

〈その2〉前菜はサラダかマリネを頼み、血糖値の上昇を抑える

前菜にはチーズや生ハムといったメニューがありますが、私がおすすめするのはサラダかマリネです。サラダの食物繊維とマリネのお酢は、どちらも食べたものの消化吸収を遅らせる働きがあるので、パスタやピザの前に食べておくのがいいでしょう。サラダは葉物野菜を中心としたグリーンサラダを、マリネで魚を食べれば、メイン料理でお肉を食べることができるので、食事の

バリエーションを楽しめます。

〈その3〉つけ合わせのパンは1つだけ、オリーブオイルをつけて

食事の口直しや皿についたソースをとるために、イタリアンのお店では必ずといっていいほどパンが出てきます。パンは糖質で血糖値を上げる元凶ですから、できるだけ断りましょう。どうしても食べたい場合は1つだけと心得て、オリーブオイルをつけて食べましょう。そのまま食べるより血糖値の上昇を抑えることができます。

〈その4〉スープを注文して満腹感を出す

メイン料理に移る前にスープを1品オーダーしましょう。イタリアンでスープといえばミネストローネが有名ですが、その多くは野菜をたくさん使った具だくさんのスープで満腹感を得るにはぴったりです。ただし、糖質を多く含むジャガイモやショートパスタが入っていることもあるので、注文の際に注意しましょう。もちろん前菜を食べた時点である程度の満腹感が得られていれば、無理にオーダーする必要はありません。

〈その5〉ピザは生地の薄いものを、パスタはトマトソース系かペペロンチーノに

イタリアンを食べに行ったら、ピザかパスタは食べたいですよね。どちらも糖質が多いので、できるなら避けたいところですが、どうしてもという場合には、ピザは生地が薄い糖質の少ないものを、パスタは野菜が多く入っているトマトソース系かペペロンチーノを選びましょう。

〈その6〉ワインを飲むなら、糖質が少なくポリフェノールを含む赤を

料理と一緒にお酒を楽しむなら、白ワインやロゼよりも赤ワインをおすすめします。赤ワインのほうが糖質が少なく、話題の「レスベラトロール」を多く含んでいます。レスベラトロールは赤ブドウの果皮などに含まれるポリフェノールの一種。人間が持っている長寿遺伝子のスイッチをオンにして内臓脂肪がたまるのを防ぎ、糖尿病などのリスクを減らすことがわかっています。

〈その7〉果糖は砂糖よりも吸収されやすく、血糖値を上げやすい

イタリアンにドルチェ（デザート）はつきものです。しかし、ケーキやティラミスにはふんだんに砂糖が使われていますし、果物に含まれる糖分は吸収が速く、血糖値の急上昇を招くことがあります。油分が血糖値の上昇を抑えることを考えれば、まだケーキのほうがいいかもしれませんが、どうしても食べたいときはわずかですが糖質の少ないジェラートを。

〈その8〉食後のコーヒー・紅茶には砂糖は入れない

ドルチェと一緒に紅茶やコーヒーをいただくのも、イタリアンの流れでしょう。口の中がさっぱりして口直しにぴったりなのですが、ここに砂糖を入れてしまっては血糖値を上げる原因になります。コーヒーや紅茶には砂糖を入れず、ブラックやストレートで飲むようにしましょう。

みんなが大好き、ついつい食べたくなる【ラーメン】を食べるときの8カ条

〈その1〉 餃子・ライスを一緒に注文しない

ただでさえ糖質の量が多いラーメン。それに加え、塩分も油分も多く、糖尿病や血糖値が高めの人にはあまりおすすめできません。それでもどうしても食べたい場合には、ラーメンだけにしましょう。糖質の多い餃子とライスの追加は禁物です。ラーメンには、しょうゆ、味噌、塩、とんこつなどがありますが、好きなものを選んでけっこうです。ただし、とんこつラーメンは細麺のうえにトッピングが少ないので、早食いにならないように気をつけて。

〈その2〉 野菜がたくさん入っているものを選ぶ

チャーシューメンよりは、ねぎラーメンや野菜がたくさん入っているタンメンなどを選ぶようにしましょう。食物繊維は糖質の消化・吸収をゆっくりにして、血糖値の上昇をおだやかにします。野菜類があまり入っていない場合にはトッピングとして、のり、メンマ、ねぎ、わかめ、もやしなどを追加しましょう。

〈その3〉マイオリーブオイルを持参する

オリーブオイルの糖質の吸収を抑える働きをラーメンにも応用しましょう。さすがにラーメン店にオリーブオイルはないと思うので、マイ箸ならぬ「マイオリーブオイル」を持参し、食べる前に少量たらしましょう。実はこれ、鹿児島のとあるお店にあったオリーブラーメンにヒントを得たものであり、おいしさは保証済み。新しいラーメンの楽しみ方にもなるでしょう。

〈その4〉注文時、めんは固めに、よく噛んで満腹感を出す

めん類はよく噛まずに飲み込んでしまう人が多いのですが、よく噛んでゆっくり食べることで満腹感が得られ、食べすぎを抑えられます。それは血糖値の上昇をゆるやかにすることにつながります。注文するとき「めん固め」で頼み、よく噛んでゆっくり食べましょう。固めにゆでておけば、ゆっくり食べてものびる心配がありません。

〈その5〉まずはわかめ、もやし、メンマから食べる

昔ながらのしょうゆラーメンには、わかめ、もやし、メンマが必ずといっていいほど入っていたものです。ラーメンを食べるなら、まずはこうした食物繊維を含む具材から食べましょう。家でラーメンを作る場合にも、この3つの具材を加えるのがおすすめです。もしこれらが家にないときでも、ねぎをたっぷり入れたり、ほうれんそうなどの葉物野菜をのせるようにします。

〈その6〉 次に卵やチャーシューもゆっくり噛んで食べる

野菜で食物繊維をとったら、次はタンパク質でお腹をふくらませましょう。食物繊維・タンパク質・糖質はバランスよく食べるのが基本。ただし、血糖値の高い人は糖質の量を減らすことが重要です。卵やチャーシューはタンパク質が多く、糖質はほとんど含みません。これらをゆっくり噛んで食べることで満腹感を得ることができますが、チャーシューは砂糖を含むタレで煮込んでいることがあるので、トッピング追加は避けましょう。

〈その7〉 めんは2分後からゆっくり食べ、スープを半分は残すこと!

糖質であるめんを食べるのは、食べ始めてから2分後にしましょう。それまでは具材をよく噛んでゆっくり食べること。もちろん、めんもよく噛んで食べてください。スープの完食は厳禁です。たとえ血糖値が高くない人でも、肥満、高血圧、コレステロール上昇の原因になりかねません。スープは味わう程度にして、半分以上は残すようにしましょう。

〈その8〉 家では糸こんにゃくやエノキダケをめんとして使おう

家でラーメンを食べるならば、糸こんにゃくやエノキダケをめんとして利用しましょう。めんは半分だけ使い、もう半分は糸こんにゃくやエノキダケで代用してみてください。どちらも低糖質なうえに低カロリー。さらに食物繊維が豊富と、高血糖の人にはぴったりな食材です。

満腹食べても血糖値を上げない、太らない！【回転寿司店】で守るべき8カ条

〈その1〉最初は刺身を注文、タコやイカ、貝類など固いものから積極的に食べる

お寿司を食べても血糖値を上げないために気をつけることは食べる順番。さらに言えば、最初に何を食べるかが最大のポイントです。ズバリ、お寿司屋さんでは最初に刺身を頼みましょう。しかもタコやイカ、貝類などなるべく固くてしっかりとした食感があるものがおすすめです。はじめに糖質をとらないので血糖値の急上昇を防ぐことができ、よく噛むことで満腹感を得られ、食べすぎを防ぎます。

〈その2〉好きなもの、高いものから食べよう

刺身を食べて空腹感を落ち着かせたら、握りを食べましょう。このとき、大好きなネタ、高くておいしいネタから食べることがおすすめ。好きなものを食べると心の満足度が違います。また、最後に好きなネタを食べるために無理して食べすぎることもなくなります。好きなものを食べると、少量でお腹も心も満たされるものです。

〈その3〉しょうゆは少なめに、シャリにはつけず、ネタの3分の1くらいにつけて食べる

シャリにべったりとしょうゆをつける人を見かけますが、シャリがしょうゆをたっぷり吸って塩分や糖質のとりすぎになります。味が濃いと飲みすぎ、食べすぎにつながりますから、しょうゆはネタの3分の1につけるくらいに。

〈その4〉旬のものを選んで食べる（季節を感じ、会話しながらゆっくり食べる）

食事をしながらおしゃべりなんて行儀が悪い、そう思う人もいるかもしれません。しかし、せっかくお寿司を食べに来たのですから、旬のおいしいネタを食べて季節を感じ、歯ざわりや香りを楽しみながら、一緒に来た人との会話をぜひ楽しんでください。そうすることで食事はいっそう楽しくなりますし、ゆっくり食べられるので、少量で満腹感を得られます。

〈その5〉味噌汁や茶碗蒸しなどサイドメニューを注文する

お寿司屋さんには味噌汁や茶碗蒸し、小鉢などの旬の魚や野菜を使ったおいしいサイドメニューが豊富にあります。これらのサイドメニューも食べると、食事はもっと楽しくなり、握りを食べすぎることもなくなるので、血糖値の急上昇を防ぐことができます。

〈その6〉お寿司を一口食べたら、ガリも一口食べる

お寿司を食べに行ったら必ずテーブルにあるガリ。本来は、なま物を食べる際に食中毒を防い

だり、口直ししたりするために置かれているものですが、これを利用しない手はありません。お寿司を一口食べたらガリを一口食べ、食べすぎを防ぎましょう。口の中がさっぱりしてネタのおいしさがいっそう引き立つというおまけつきです。

〈その7〉可能ならオリーブオイルを持参する

握りや巻き寿司にオリーブオイルをかけて食べると血糖値の急上昇を防ぐことができます。これは、糖質であるシャリの周りを脂質であるオリーブオイルがコーティングするので、糖質の吸収が妨げられたり、ゆるやかになったりするためと考えられます。また、味も何とも言えずおいしくなります。もしお店で何か言われてしまったら、血糖値が高いことを説明して、オリーブオイルを使いたいことを伝えるといいでしょう。

〈その8〉お茶は食前・食中・食後などこまめに飲もう

お寿司屋さんでお茶は「あがり」と呼ばれ、食事の最後に飲むものだと思われがちです。だからといってビールや日本酒を飲んでいては血糖値がグングン上昇してしまいます。ここは気にせず、食前・食中・食後とまめにお茶を飲んでください。お茶にはカテキンによる殺菌・抗脂肪酸作用、前のネタの味を流す役目などもあり、血糖値が気にならない人にとっても食事中にお茶を飲むことはいいことづくめなのです。

満腹食べても血糖値を上げない、太らない！【焼肉店】で守るべき8カ条

〈その1〉まずキムチ、ナムル、サラダなどの野菜を食べる

空腹でお店に入ったら、ついついタン塩にカルビに……と肉を頼みたくなりますが、まずはキムチやナムル、サラダなどの野菜を中心としたサイドメニューから注文しましょう。お腹が少し落ち着いたところで、ようやく肉の出番。先に野菜を食べておくことで、肉を注文しすぎることがなくなります。それに血糖値の上昇、高カロリーの脂の吸収も抑えられます。

〈その2〉わかめスープや卵スープなどのスープ類を

野菜類を食べたら、さっそく肉やご飯を注文……といきたいところですが、ここはわかめスープや卵スープなどにして、さらに血糖値の上昇を防ぎましょう。お腹も満たせるので食べすぎを防ぐことができます。しかし、コーンスープなどポタージュ系は糖質が多く含まれていて、逆効果になるので気をつけてください。

〈その3〉焼き肉は1人前ずつ注文しよう

肉は人数分ではなく、1人前ずつ注文するのがおすすめ。自分で自分の肉を1枚ずつ大切に焼き、焼けたらゆっくり味わって食べ、口の中の肉がなくなったら網の上に次の1枚を置きます。そうすると、じっくり味わえるし、食べすぎも抑えられます。ちなみに、強火だとどんどん肉が焼けてたくさん食べてしまうので、弱火にしましょう。

〈その4〉タン、ハツ、ヒレなど脂肪の少ない部位の肉を頼もう

肉はなるべく脂肪の少ない部位を選びましょう。タンはあっさり肉の代表。コリコリと固いので満足感も得やすくおすすめです。ヒレも脂肪が少なく、きめこまやかでやわらか、美味で食べたときの満足感が高いでしょう。ハツ（心臓）は他の内臓よりも固くて筋肉質なので、食べごたえもありお腹がいっぱいに。ほかにもホルモン系は脂肪やカロリーが少ないので気がねなく食べられます。定番のカルビやロースは脂が多いので最後に少しだけ食べましょう。

〈その5〉肉はサンチュなどの野菜で巻いて食べよう

最初から肉と一緒にご飯を頼むのは要注意。タレがしみた肉とご飯を一緒に食べるのはまた格別のおいしさですが、糖質のとりすぎになります。そこで、肉はサンチュやエゴマの葉などで巻いて食べましょう。ただし、甘い味噌はつけません。そうすれば、血糖値の急上昇と、体重増加を防ぐことができます。どうしてもご飯が食べたい人は、野菜や肉でお腹が落ち着いてから注文

し、数人で1つのご飯を分け合うと、食べすぎを防止できます。

〈その6〉タレではなく塩味のものに、レモン汁をつけて食べよう

お店秘伝のタレはおいしいのですが、タレで肉を食べるのはおすすめできません。あの甘辛いタレには糖質がたくさん入っていて、血糖値上昇の原因になりますし、味が濃いのでどうしてもご飯やビールなどのとりすぎになります。肉はなるべく塩味を選び、酢じょうゆやレモン汁で食べましょう。糖質も抑えられますし、肉本来の味をじっくり堪能できます。

〈その7〉飲み物はウーロン茶がベスト、緑茶もおすすめ

カンパーイ！と、ビールを飲むのはけっこうですが、1杯目をみんなと一緒に楽しむのにとどめましょう。ビールは糖質が多くカロリーも高い飲み物です。血糖値が気になる人には2杯目からはノンカロリーのウーロン茶や緑茶、水がおすすめです。オレンジジュースやコーラなどのソフトドリンクも糖質が多いので気をつけてください。

〈その8〉焼き肉は網で焼いて余分な脂を落とそう

肉は鉄板ではなく網で焼きましょう。網で焼けばにじみ出る脂を下に落とすことができ、摂取する脂の量を減らすことができます。糖質オフも大事ですが、摂取カロリーを減らすことも大切。お店に網があるかどうかは、予約のときなど事前に聞くといいでしょう。

ドンブリ大好きな人のための【牛丼】を食べるときの8カ条

〈その1〉 並盛りでもお腹いっぱいに、大盛り・特盛りは頼まない!

並盛りで満腹感を得られない人の多くは、大食いである以上に早食いであると思います。私が某牛丼チェーンを調査した結果では、いちばん早い人は1分半で牛丼を食べていました。食べるというより、飲んでいたと言ったほうがいいかもしれません。しかし、この8カ条を守れば並盛りでも十分お腹いっぱいになるはずです。大盛り以上でないとお腹がいっぱいにならないという人でも、まずは並盛りに挑戦してみましょう。

〈その2〉 牛丼つゆには砂糖としょうゆがたくさん、つゆだくは太るもと

せっかく並盛りを頼んでも、つゆだくにしては意味がありません。実はしょうゆはマヨネーズ以上に糖質を含んでいます(100g中にしょうゆは7.1g、マヨネーズは3.0gの糖質を含む)。つゆには砂糖もみりんも使われていますから、つゆだくやその上をゆく〝だくだく〟は血糖値上昇の原因の一つになります。注文しないようにしましょう。

〈その3〉サイドメニューも注文、まずはサラダから食べる

注文時にぜひとも、サラダ、味噌汁、卵などのサイドメニューを頼みましょう。それらを食べることで、牛丼だけよりも血糖値の上昇を抑えることができます。まずはサラダを少し食べて、味噌汁の具も流し込まずに、しっかり噛んで食べて、そのあと牛丼にとりかかります。

〈その4〉牛肉とタマネギは31回噛んで食べる

牛丼の具はもちろん牛肉とタマネギです。甘辛く煮てある具はおいしいですが、それをじっくり味わうためにも、そして満腹感をより得るためにも、31回噛んでから飲み込むようにしましょう。牛肉の主成分はタンパク質ですが、このタンパク質も食物繊維と同様、お米よりも先に食べておくと、糖の吸収がゆるやかになります。

〈その5〉ご飯は、食事を開始して2分後から食べる

牛丼を頼んだらすぐにかき込みたいところですが、ご飯を食べるのは食事を始めてから2分後にしましょう。「そんなに待てない！」という人もいるかもしれませんが、8カ条のうちの〈その3〉〈その4〉を実践していると、ちょうどいいころ合いで2分がたつはずです。また、2分後にご飯を食べたとしても、牛丼の具と同じように31回は噛むことを心がけましょう。いつも5分で食べているところを10分にできれば上出来です。

〈その6〉牛丼に生卵、もしくは半熟卵をかけて食べる

ついつい早食いになってしまう人にさらにおすすめなのが卵です。糖質はそのまま食べるよりも食物繊維やタンパク質と一緒にとったほうが糖の吸収がゆっくりになります。卵もその一つ。卵を割って溶く作業が加われば、さらに食事に時間がかかります。また牛丼にサラダ、味噌汁に加え卵を食べることで、糖質とタンパク質と脂質のバランスがより整った食事になります。

〈その7〉自由に使える紅しょうが、七味を利用する

満腹感は食べ物を噛むことにより、満腹中枢を刺激されて高まることがわかっていますが、それと同時に食事の満足感、充足感を得ることも満腹感につながると私は考えています。お店にある紅しょうがや七味唐辛子を利用することで、味にバリエーションが加わり、満足感につながります。しょうがと唐辛子は体を温めエネルギーを燃焼させます。

〈その8〉ご飯の5分の1を残してごちそうさまを

作ってくれた人には申し訳ないのですが、ご飯の5分の1は残すようにしましょう。牛丼並盛りの糖質の量は約１００ｇ。ご飯の量を5分の1減らすだけで約20ｇの糖質を減らすことができます。糖質1ｇで血糖値は3㎎／$d\ell$上がりますから、20ｇの差は大きいのではないでしょうか。食べる前に5分の1のご飯を別の皿に移しておくのもいいですね。

飲んでも食べても血糖値を上げない、太らない！【居酒屋】で守るべき8カ条

〈その1〉 乾杯ビールのあとは焼酎に切り替えて大人飲み

乾杯にビールはつきものですが、糖質が含まれています。飲みすぎるとそれだけで血糖値を上げて太る原因になります。1杯目のビールを飲みほしたら、糖質を含まない焼酎や糖質の少ないウイスキー（糖質ゼロのビールはＯＫ）に切り替え、お酒を味わう大人の飲み方にしましょう。また、アルコールを含まないソフトドリンクでもジュースは糖質が多いのでお茶などに。

〈その2〉 店にいる時間はおよそ2時間。ガツガツせずにゆっくり構える

居酒屋に行くなら滞在時間はおよそ2時間。ふだんの食事よりも十分時間があるのですから、ゆっくり食事をする心がけが大切です。いきなりビールをがぶ飲みしたり、空腹だからと糖質の多い料理を食べるのは禁物。血糖値が急激に上がって、インスリンが一気に分泌されますから、今度は急激に血糖値が下がって、十分食べたはずなのにお腹が減ってしまうこともあるのです。

〈その3〉 最初の20分は、酢の物やサラダ、小鉢系の野菜料理を食べる

脳内の視床下部にある満腹中枢が刺激されて満腹になったと感じるまでには、20分程度かかります。早食いをしたり、ボリュームのある料理に手を伸ばしたりしていると、「お腹いっぱい」と感じる前に血糖値を上げる糖質や高カロリーの料理を食べすぎてしまう可能性があります。最初の20分間は、野菜料理を中心に、ゆっくりよく噛んで食べることが大切です。

〈その4〉サラダのドレッシングは別の器で持ってきてもらう

宴会が始まったらまず野菜サラダを食べて、お腹をふくらませたいものです。それをしておくと、他の食べ物の消化吸収もゆっくりにし、血糖値の急上昇を防ぎます。ただし、ドレッシングには糖質や脂質が多く含まれていることが多く、かけすぎると血糖値を上げてしまいます。別の器にもらい、必要な量だけかけるようにしましょう。

〈その5〉焼く・煮る・蒸す・生で食べられるものを選ぶ

居酒屋で好きなものをおいしく食べて血糖値を上げない料理を選ぶなら、焼いてある料理、煮てある料理、蒸し料理、生で食べられるものを選ぶのがポイントです。焼き料理や蒸し料理は余分な脂を落とし、素材のうまみが増すので味つけも控えめです。煮てある料理は野菜が豊富にとれることが利点。生で食べられるものの多くは糖質が少ないのでおすすめです。揚げ物と炒め物は注文を控えましょう。

〈その6〉大皿で出てきたものは、取り分け役を買って出る

食事をゆっくりするためのテクニックとしておすすめなのが、大皿で出てきた料理は、自分が周りの人に取り分けてあげることです。その間は食べられないので、必然的にゆっくり食事をすることができますし、周囲からも喜ばれます。

〈その7〉焼き鳥のタレと塩は、迷わず塩焼きを選ぶ

焼き鳥をタレで注文する人は多いようですが、血糖値を上げないようにするなら、味つけは迷わず塩を選びます。焼き鳥のタレは砂糖などの糖質が大量に含まれていることが多く、タレつきの焼き鳥を何本も食べていると、それだけで血糖値を上げてしまいます。またタレの濃い味は、ご飯物をとりたくなりますし、お酒も進み、過食・過飲の原因にもなるので注意。

〈その8〉食欲に従い、満腹になったら箸を置く

お腹がいっぱいなのに、お皿からきれいに食べ物が消えるまで、箸を置かない人は少なくありません。「ご飯を残してはいけない」と言われて育った人には当たり前のことかもしれません。しかし、お腹がいっぱいなのに無理に食べて太り、太ったことでインスリンの効きを悪くさせ、血糖値のコントロールができずに健康を害するのでは、本末転倒です。注文しすぎたことを反省して、食欲に従い箸を置きましょう。

満腹食べても血糖値を上げない、太らない！【家の食事】で守るべき8カ条

〈その1〉夕食は寝る3時間前までにすませる

体は、使わないエネルギーを脂肪として蓄積するようにできています。夕食のあとは寝るだけですから、消費エネルギーも少なくなるため、夕食でとった栄養は脂肪として蓄積されやすくなります。そのことを考慮し、夕食は寝る3時間前までにすませるようにするのがベストです。夕食がどうしても遅くなる人は、早食いせずにゆっくり食べて、糖質の摂取を減らしましょう。

〈その2〉食卓についたら、水かお茶を1杯飲む

脳の満腹中枢が刺激されると「もう満腹だよ」と信号が出され、食欲がなくなります。この満腹中枢を刺激する方法の一つが胃の拡張で、食事の前に水かお茶を1杯飲んでおくだけでも、胃が拡張されて満腹感が得られます。食卓についたら水かお茶を1杯飲みましょう。

〈その3〉鍋料理を週2～3回のペースで取り入れる

鍋料理は、血糖値を上げない、太らない料理の代表です。寒い季節にはぜひ週2～3回のペー

スで取り入れるといいでしょう。なぜなら、鍋は野菜がたっぷり入って食物繊維で胃をふくらませるうえ、汁物でも満腹感が得られやすいからです。食物繊維は一緒にとった食材の消化吸収をゆっくりにし、血糖値の急上昇を防ぎます。

〈その4〉食事のときは、野菜から口にする

食べる順番によって、血糖値の上がり方はゆるやかになることもあれば、急激に上昇してしまうこともあることは、繰り返しお話ししてきました。消化吸収に時間のかかる食物繊維をまず食べ、次に肉や魚、大豆製品などのタンパク質を、そして最後に、血糖値を急に上げる糖質食品（ご飯、パン、めん類など）をとるのが、血糖値の急上昇を抑える食べ順と覚えておきましょう。

〈その5〉どんなおかずも31回は噛んで食べる

食欲のコントロールをしている満腹中枢は、咀嚼《そしゃく》することで分泌されるホルモンにも刺激されます。料理を味わうつもりで、どんなおかずも31回は噛むようにすることを心がけましょう。早食い予防になります。よく噛むと味わいの出てくる食品を料理に混ぜたり、食材をやや大きめに切ったりすることも、よく噛んで食べるようになるコツになります。

〈その6〉食事のときは具だくさんの味噌汁をつける

水分をとるとお腹をふくらませ、満腹中枢を刺激するので、食事に味噌汁などの汁物をつける

のはダイエット中の人におすすめの方法です。味噌汁にたっぷりの野菜や海藻、きのこ類などを入れれば、これだけでボリューム満点の一品に。野菜、海藻、きのこ類は、どれも低カロリーで血糖値の上昇をゆるやかにしてくれる食材です。

〈その7〉野菜・海藻・豆類・肉・魚をバランスよく取り入れる

白米や食パンなどの主食は糖質が多く、血糖値を上昇させます。おかずが少なめで、ご飯を多く食べて満腹にしようとすると、血糖値を上げる太りやすい食べ方になってしまいます。野菜や海藻、豆類、肉や魚などのおかずをバランスよく食べて満腹になるようにするのが賢い食べ方。多種類の食材をとることで、自然と主食の量も減り、血糖値コントロールがしやすくなります。

〈その8〉主食は、玄米か五穀米にする

噛むほどに甘みを感じる白米は、それだけで糖質が多いことがわかります。白米は、精白して胚芽やぬかを取り除いて口当たりがよくなりますが、食物繊維やタンパク質、ビタミンB_1、カリウムなどをそぎ落としていますから、ストレートに糖質が吸収され、血糖値を上げやすくしています。主食は、食物繊維や多くの栄養素がとれる玄米にすることで血糖値を上げにくくしましょう。どうしても白米がいい人は、白米に五穀米を足して炊くのがおすすめです。

高い血糖値も食べ方ひとつで下がる。食べすぎ、飲みすぎた翌日は、燃焼サイクルが決め手の〈低糖質のリセット食〉で下げる！

◆ときにはごちそうもＯＫ。翌日は低糖質の食事でリセットする

「いけない」と思いつつ食べすぎたり、飲みすぎたりしてしまうことはありませんか。そんな日の翌日は、血糖値を測ってみてがっくりすることでしょう。しかし会社の飲み会や友人との会食などでは断れないこともありますし、自分だけ別メニューを頼むこともむずかしいと思います。

私は特別な日くらいはあまり制限せずに食事を楽しむといいと思っています。そのかわり、会食を思う存分楽しんだ次の日からは、〈低糖質のリセット食〉を食べるようにしましょう。これを成功させるポイントは、糖質を含む食材を食べない、燃焼サイクルを上げる、の2点です。

朝食の〈しょうが紅茶〉と〈無糖のヨーグルト〉は軽めにするのがポイント。血行がよくなって体も自然と目覚めます。お昼は野菜たっぷりのうどん。七味をかけて燃焼サイクルをさらに上げ、よく噛んで食べましょう。夜は葉物野菜を中心としたキムチ鍋です。これも、よく噛んで食べるのがポイント。ただし、ご飯やうどんなどの「シメ」は厳禁。ぐっとこらえて！

●朝

寝起きの体を温める**〔しょうが紅茶〕**と**〔無糖ヨーグルト〕**

〈**作り方**〉ティーカップ1杯分の紅茶を作り、すりおろしたしょうがを混ぜて飲む。無糖ヨーグルトにしょうが（ティースプーンで1杯程度）を足してもよい。

●昼

炒めることで噛む回数がふえる**〔ピリ辛野菜炒めうどん〕**

〈**作り方**〉もやし、ニラ、キャベツ、にんじん、キクラゲなどお好みの野菜を、歯ごたえが残るようにさっと炒めてうどんの上にのせ、七味唐辛子を振って食べる。うどんの量を半玉にすれば、さらに糖質をカットできる。

●夜

〔低糖質キムチ鍋〕はキムチ鍋の素を使わないことがポイント。

〈**作り方**〉市販のキムチ鍋の素は糖質を多く含んでいるので不使用に。1人100gを目安に出汁にキムチを入れて味を調え、白菜やきのこ類、ねぎ、豚肉を加える。シメのうどんや雑炊は血糖値上昇のもとになるのでNG。

肥満の原因にもなるこんな食べ方は危険！ 中年男女にありがちな食事のNG例に〈糖質オフ〉のメスを入れる！

食生活にちょっと問題ありの、中年男女お2人に1日の食生活をご紹介いただき、私からひとことアドバイスをいたします。

◆不健康太郎（52歳・営業）の場合

〈食べ物の好み〉お肉とビールが大好物

〔朝7時・朝食〕缶コーヒー1本（二日酔いで……）

〈Dr栗原のコメント〉朝ご飯抜きはNG。ミネラルやビタミン、タンパク質などをバランスよく取り入れましょう。どうしても食べられない場合は、缶コーヒーではなく野菜ジュースを。

〔正午12時・昼食〕カツカレー＋ミニサラダ（健康を考えてサラダをプラス！）

〈Dr栗原のコメント〉カレーは糖質だらけ。カツカレーではなくカツ定食にして付け合わせのキャベツをしっかり食べましょう。食べるときは味噌汁→キャベツ→カツ→ご飯の順で。

〈午後4時・間食〉焼きそばパン＋缶コーヒー（外回りをしていたら小腹がすきました）

〈Dr栗原のコメント〉焼きそばパンも糖質のかたまり。どうしても我慢できなければ、卵パンやツナパンにしましょう。缶コーヒーはもちろん無糖のものを。

〈夕方6時・夕食〉ビール、枝豆、から揚げ、刺身、おでん（お得意先と居酒屋へ）

〈Dr栗原のコメント〉一見ヘルシーに見える枝豆やおでんも、実は糖質がたくさん。枝豆は冷や奴に、おでんは野菜もとれる鍋に変更すれば〈糖質オフ〉に。

〈夜10時・夜食〉ラーメン（〆ラーメンしたくなっちゃうんです……）

〈Dr栗原のコメント〉飲んだあとのラーメンは絶対にNG！　糖質も塩分もカロリーもオーバーになり、太る原因です。心を鬼にしてぐっと我慢を。

◆不健康花子（48歳・主婦）の場合

〈食べ物の好み〉甘いもの大好き。おやつは欠かせません！

〈朝7時・朝食〉トースト＋市販のフルーツヨーグルト＋目玉焼き＋ウインナー（忙しい朝はパパッと食べます）

〈Dr栗原のコメント〉朝の家事に追われるお母さんに多いのですが、「パパッと食べ」はNG。

市販のフルーツヨーグルトは糖質が多いので、プレーンを選ぶこと。

〔正午12時・昼食〕ミニグラタン＋マッシュポテト＋ローストビーフ＋パスタ＋デザート（お友達とビュッフェランチに。食べすぎちゃったわ）

〈Dr栗原のコメント〉食べ放題のビュッフェランチは、時間制限もあるためにたくさんの量を短時間で食べてしまいがち。糖質を多く含むデザート類は少なめを心がけましょう。

〔午後3時・おやつ〕どら焼き＋お茶（夕食の買い出しに出かけたら小腹が……）

〈Dr栗原のコメント〉ビュッフェの多量短時間食べのせいで、血糖値は急上昇から急降下しておやつが食べたくなります。我慢できないときは、チョコレートをひとかけ口に入れて。

〔夜7時・夕食〕豚肉のしょうが焼き＋ポテトサラダ＋ご飯＋味噌汁（サラダもしっかり！）

〈Dr栗原のコメント〉サラダはいいのですが、ポテトサラダは糖質たっぷりのジャガイモがメイン。グリーンサラダかひじきの煮物に変更すれば食物繊維もビタミンもとれます。

〔夜9時・夜食〕缶ビール、柿の種（主人と一緒に晩酌！）

〈Dr栗原のコメント〉晩酌はいいのですが、花子さんの1日の糖質量を考えると、ビールと柿の種よりも、ワインとチーズのほうがおすすめ。

PART 5

【血糖値を跳ね上げる危険な
パーティ、宴会シーズンの切り抜け方】

血糖値、ヘモグロビンA1c上昇のピンチを乗り切る生活術と食事の知恵

パーティ・宴会の食べすぎや運動不足は糖尿病を悪化させる。でもちょっとしたワザで改善できる

◆パーティや宴会でストレスを解消すれば糖尿病も改善

新年会にはじまって、暮れの忘年会まで、いろいろな宴会やパーティがつづき、ついついご馳走の食べすぎ、アルコールの飲みすぎ、そして運動不足が重なり、血糖値やヘモグロビンA1c値が悪化しやすくなります。〈脂肪肝〉や〈脂質異常症〉の危険も高まります。

でも、心配しすぎると、逆にストレスになります。それよりも、日常生活のなかでちょっとしたワザを取り入れれば、血糖値を上げたりヘモグロビンA1cを悪化させたりしないですませることができるのです。一つ一つのワザに入る前に、基本的なことからお話ししましょう。

まずは心の持ち方から。宴会のあとで、「ああ、また飲みすぎ食べすぎをしてしまった。血糖値が上がっているだろうな……」などと、マイナス思考にならないでください。糖尿病の大敵であるストレスがたまってしまいます。

宴会やパーティはそもそも、家族や友人、知人と一緒に、おいしいものを食べたり飲んだりし

て、楽しい会話をかわし、本来、ストレス解消になるものです。

しかし、マイナス思考をしては逆にストレスがたまってしまいます。「ああ、今日は楽しかった、ストレス解消できたぞ。すこし食べすぎたけど、まぁ仕方ない、明日からせっせと歩くようにして、とりすぎたエネルギーを消費すればいいや……」とプラス思考に切り替えましょう。

◆ちょっと食べすぎ飲みすぎをしても日常生活の工夫で改善できる

いちばん肝心な食生活について言えば、まず糖質の摂取を減らすこと。そのために糖質の少ないものから食べはじめて、最後に糖質をとるようにするという食べ方の順序や、よく噛んでゆっくり食べるなど、PART1でお話しした〈食べ方の基本〉を、日常生活でも宴会の席でも実行することとです。本書では、無理なく〈糖質オフ〉をするコツや、血糖値を下げるコツ、糖尿病の害を減らすレシピなどをご紹介していますから、実行してみてください。

もう一つは運動です。糖尿病の患者さんには体を動かすことが苦手な人が多いので、ぜひ意識して体を動かすようにしてください。運動の基本は歩くことですから、チャンスがあったら歩くようにしましょう。

タクシーやエスカレーターはなるべく利用しないようにします。そして、PART6で紹介する、家の中でも簡単にできる運動を実行していただきたいと思います。

ついついご馳走の食べすぎで生じる〈ネバドロ血液〉は、危険な血管詰まりの原因に

◆血液成分の不良が〈ネバドロ血液〉の原因となる

ＭＣ－ＦＡＮという血液の流れ方を調べる機械があります。パーティや宴会つづきで、ご馳走をどっさり食べ、大酒を飲んだあとに、血液を採取してこの機械で調べると、血液のなかに、平べったかったり、丸かったり、小さなつぶつぶといったものが見え、見るからにネバネバドロドロといった感じがします。

健康な血液、いわゆるサラサラ血液の場合には、血液が流れていく流線状のすじが見えるだけ。この平べったいもの、丸いもの、つぶつぶしたものは、私たちの赤血球、白血球、血小板です。〈ネバドロ血液〉は、これらの成分が良くない状態にあるといえます。

ＭＣ－ＦＡＮは7ミクロンの幅で並んだチップの間を流れる血液を見て調べるのですが、この7ミクロンという数字は、人の毛細血管の太さと同じで、この機械では毛細血管を流れる血液の状態がわかるのです。

◆赤血球や白血球の膜が硬くなると血液は流れにくくなる

赤血球の大きさは約8ミクロン、白血球は10～25ミクロン、血小板は2ミクロンです。このように、毛細血管の太さより大きな赤血球や白血球がどのようにして毛細血管を通り抜けるのかというと、自分の体を細く変形させることで通っているのです。これが〈サラサラ血液〉で、赤血球や白血球の膜がやわらかいからできるのです。

これに対して〈ネバドロ血液〉は、赤血球や白血球の膜が硬くなり粘着質になってしまうために、毛細血管を通り抜けられなくなって、血流が滞ってしまいます。これが心臓や脳で起これば、心筋梗塞や脳梗塞となり、突然死を招く恐れもあります。

サイズの小さな血小板も〈ネバドロ血液〉になると毛細血管の流れを妨げます。血小板は血管が破れて出血した際に、凝集して破れた部分をふさいで止血する働きをしています。このとき、血小板は出血の刺激を感じ取ると、小さな足を出してほかの血小板と足をからめることにより凝集します。〈ネバドロ血液〉になると、赤血球の膜が硬くなり壊れやすくなります。壊れて膜が破れると、なかからアデノシン2リン酸という物質が血液中に広がり、それに反応した血小板が足を出し始めて、凝集して固まり、血液の流れを悪くするのです。

◆飲みすぎや糖質の食べすぎが原因

赤血球の膜が硬くもろくなる原因は、ご馳走の食べすぎによる糖質や脂質のとりすぎです。血中の糖がふえると、中性脂肪につくり替えられて貯えられますが、その中性脂肪の運搬に使われたリポタンパクの燃えかす（レムナント）が、赤血球の膜を硬くもろくするのです。

このように、糖のとりすぎは〈ネバドロ血液〉を引き起こしますから、宴会の多い人はそのチェックをしておくことが大切です。自分で簡単にできるチェックリストを作りましたので、いくつあてはまるか、テストしてみてください。８個以上あてはまるようであれば、〈ネバドロ血液〉がかなり進行していますから、医師の診察を受けることも必要です。それ以下であっても、あてはまる項目が多い人は、改善する食べ物を積極的にとるようにして予防策を講じてください。

【ネバドロ血液テスト】

1. 揚げ物や肉料理を好んで毎日食べている
2. 缶コーヒーやジュースをよく飲む
3. 寝るのは0時以降、または平均睡眠時間が6時間以下
4. イライラやストレスを感じることが多い
5. 健康診断で血糖値が高いといわれた
6. いつも血圧が高めである
7. 20代より体重が5kg以上ふえた
8. 週2回以上は運動したことがない
9. 車などを利用することが多く、あまり歩かない
10. タバコを1日10本以上吸う

チェックの数はいくつでしたか？

0～1個	サラサラ血液
2～4個	少しドロドロしています
5～7個	かなりドロドロです
8～10個	血流がストップ状態

〈ネバドロ血液〉は汗をかく夏が危険！悪影響を及ぼす暑さ、冷え、紫外線対策を

◆汗をかいても、かかなくても〈ネバドロ血液〉の原因になる

〈ネバドロ血液〉は暑い夏の季節がとくに危険です。気温が高くなると、汗をかいて体温を調節するために、体の水分が失われ血液が濃くなりますから、ネバドロがさらに進んでしまいます。

とはいえ、最近は冷房の効いた部屋で仕事や生活をし、外出しても乗り物やお店なども空調がよく効いていて、暑い夏でも快適に過ごせます。汗をかかないのだから、〈ネバドロ血液〉の心配はないと思うかもしれませんが、そうはいかないのです。

いくら冷房が普及したとはいえ、涼しい屋内と暑い屋外を出たり入ったりをしなくてはなりません。その調節のために自律神経が疲れてしまい、汗をかく機能が正常に働かなくなり、うまく汗をかけないということが起こるのです。こうなると、毛細血管は常に収縮した状態になり、血液循環が滞るために、血液は固まりやすくなり〈ネバドロ血液〉になってしまうのです。夏でも冷え症に悩む人は、このタイプであることが少なくありません。

これを予防するには、体を動かすことです。涼しくて快適だからと、じっとしているのではなく、軽い体操をして血液循環を良くしましょう。ときには、暑い屋外に出て一回り歩き、一汗かくというのも自律神経の働きを回復させます。

◆アルコールや甘味飲料の飲みすぎにも注意

また、アルコールをたくさん飲んだときには、アルコールの利尿作用によって、水分がおしっこに出てしまいますから、さらに体の水分が少なくなります。お酒を飲む人はよく経験するでしょうが、飲みすぎた翌朝は口の中がカラカラに乾いて目が覚めます。ビールであれば水分が多いから安心と思っている人もいるかもしれませんが、汗＋尿でそれ以上の水分が失われています。夏の宴会はとくに注意して、水分を補給しなければなりません。

夏に危険なのは、アルコールだけではありません。夏の風物詩であるかき氷、アイスクリーム、スイカ、水分補給によかれと思って飲んだジュースやコーラ、これらには糖分が多く含まれています。糖分は赤血球の膜を硬くもろくして、血液をネバネバドロドロにします。さらに血液の水分も少なくなっていますから、血糖も上昇しやすく、肥満も進みます。夏場は食欲が低下して、アイスや果物だけで食事をすませてしまう人も少なくありませんが、甘い飲み物だけでなく、水、緑茶、麦茶などで水分を十分に補給しましょう。

また、さっぱりしたそうめんだけで、食事をすませてしまう人もいます。そうめんは1人前で約400キロカロリーもあり、主成分は糖質ですから、それだけを食べていると、血糖値が急激に上昇し〈ネバドロ血液〉の原因になります。そうめんを食べるときには、サラダなどの食物繊維を多く含むものも注文し、それを先に食べ、あとからそうめんをするといった工夫をしてほしいものです。

◆夏の強い紫外線が活性酸素の害を増強する

〈ネバドロ血液〉をつくり出す夏の危険因子がもう一つあります。それは紫外線で、体内の活性酸素の働きを高めます。活性酸素は体の細胞膜を構成している脂肪を酸化させ、老化を進めたり、がんを引き起こすなどの原因になることがわかっています。活性酸素はさらに〈ネバドロ血液〉をつくり出す原因にもなります。赤血球の膜を傷つけ血小板の凝集を促進したり、白血球を酸化させて血管壁にくっつけるなど、血液を〈ネバドロ〉にして動脈硬化をすすめます。

夏の日射しの下で長時間過ごすようなときには、袖の長い衣服を着たり、帽子やサングラスをつけ、また日焼け止めを塗ったりして、なるべく皮膚を紫外線にさらさないようにしましょう。夏休みで海水浴やキャンプに出かけたときなどは、夜の宴会が〈ネバドロ血液〉を促進しますから、昼の汗のかきすぎ、紫外線などでさらに助長しないように気をつけてください。

早朝、夜間、ストレスなど、さまざまなタイプの高血圧も〈ネバドロ血液〉が原因だった！

◆放っておけば上がる一方、こわい高血圧と動脈硬化の負のスパイラル

〈ネバドロ血液〉はまた、高血圧を引き起こし悪化させて、突然死の原因になります。

そもそも血圧とは、心臓が血液を送り出すときに血管にかかる圧力のことです。では、〈ネバドロ血液〉と〈サラサラ血液〉では、どちらが血管にかかる圧力が大きいのでしょうか。血液がネバドロであればあるほど、心臓が押し出す力が必要になり、血圧は高くなって高血圧が悪化するということは、すぐにおわかりいただけるでしょう。

「日本高血圧学会」の基準によると、正常な血圧の数値は上が１３０ミリ未満、下が85ミリ未満とされます。健康診断などで、上の値でも下の値でも、その数値を超えると医師から「血圧が高めです」といわれますが、「まだ高血圧じゃないから大丈夫」と思ってはいけません。

血圧というのは、何もせずに放っておくと確実に高くなっていくからです。血圧が高くなれば、それだけ血管にかかる負荷も大きくなります。血管は大きな圧力に耐えようと、壁を厚く硬くし

ます。これが動脈硬化です。本来やわらかくしなやかな血管が硬くなれば、血圧はさらに上がっていき、高血圧の負のスパイラルから抜け出せなくなるのです。

◆細い血管ではさらに詰まりやすくなる

それだけではありません。血管の壁が厚くなれば血液の通る道も細くなります。毛細血管のような細い血管では、〈ネバドロ血液〉で柔軟性を失った赤血球や白血球が、つかえてしまって血管を詰まらせます。さらに血小板が足を出して凝集し始め、血栓をつくって血液の流れを完全にストップさせてしまいます。血管壁にくっついていた血栓がはがれ落ち、血液の流れにのって心臓や脳、肺の血管を詰まらせます。これで起こるのが、心筋梗塞や脳梗塞、肺塞栓症（エコノミークラス症候群）で、突然死を起こすことも少なくありません。

◆高血圧にはさまざまなタイプがある

高血圧は人によってさまざまなタイプがあります。

・早朝高血圧

起床後、急に血圧が上昇するタイプで、夜から朝への副交感神経から交感神経への切り換えがうまくいかないために起こります。心筋梗塞や脳梗塞を起こしやすいので注意が必要です。前夜の宴会で〈ネバドロ血液〉の状態になっていると、さらに危険が高まります。

●夜間高血圧

夜眠っている間は日中にくらべ10～20%は血圧が下がるのが普通ですが、眠っていても血圧が下がらないタイプです。血圧の高い状態が長時間つづきますから、血管が傷みやすく、心臓病、脳血管障害、腎機能障害などの重要な危険因子となります。夜遅い時間の飲食も影響しますから、宴会は早めに切り上げ、〈ネバドロ血液〉を防ぐ工夫をしましょう。

●ストレス性高血圧

ストレスがかかると交感神経が緊張して、血圧を上げるホルモンの分泌が高まるため、血圧が高くなります。災害時のショックやストレスによって起こる「災害高血圧」や、医療機関で測定する際にストレスで血圧が高くなる「白衣高血圧」などもその一種です。仕事や人間関係などでストレスを受けやすい人は、宴会などでストレス解消をはかることもけっこうですが、そのときには〈ネバドロ血液〉にならないように気をつけてください。

血圧が高めといわれたら、朝（起床時）・昼・夜と血圧を測って、自分がどのタイプかを把握しておくことが大切です。血液が高めの人は、高血圧の重要な原因である塩分の摂取を減らすとともに、もう一つの原因である〈ネバドロ血液〉を防ぐ工夫をしましょう。ストレスの解消のためには宴会もいいのですが、注意を守って〈ネバドロ血液〉にならないように努めましょう。

糖尿病の人には肝臓病を発病させる危険がいっぱい。ご馳走の食べすぎ飲みすぎに注意

◆糖尿病と脂肪肝は切っても切れない深い関係にある

糖尿病の人が宴会でご馳走の食べすぎ、お酒の飲みすぎをすると、〈ネバドロ血液〉を招き動脈硬化や高血圧を悪化させることになるとお話ししましたが、さらには肝臓を障害して脂肪肝になる危険もあります。

糖尿病の人の死亡原因の第1位は肝疾患といわれていますが、これは糖尿病と脂肪肝には密接な関係があり、糖尿病の人の多くが脂肪肝を持っているからです。脂肪肝という病気それ自体は症状もほとんどなく、死にいたるような恐ろしい病気ではありませんが、その状態をつづけているると、やがて肝細胞に炎症を起こし、肝硬変へと移行していきます。肝硬変になってしまうと肝臓がんを発病する例も少なくないのです。

◆糖尿病の人が脂肪肝になりやすい理由

食事をすると糖質食品に含まれるブドウ糖が吸収され、血液中に増加して血糖値が上昇します。

すると膵臓からインスリンが分泌されて、ブドウ糖を細胞に送り込んで処理しますが、余分なブドウ糖は中性脂肪につくり替えられ、皮下脂肪や内臓脂肪として貯えられるほか、肝臓にも運ばれて貯えられます。ところが、糖尿病の場合には、運搬係であるインスリンが不足しているため、肝臓が必要とする中性脂肪がうまく貯えられず、肝臓は全身から中性脂肪をかき集めようとして、過剰に中性脂肪が肝臓にたまり、脂肪肝となるのです。肝細胞全体の10％以上が脂肪になったら脂肪肝とされます。

脂肪肝の原因は、かつてはアルコールとされていました。アルコールが肝臓での中性脂肪の産生をふやすため、大量に飲酒する人では肝臓に脂肪がたまってしまうのです。このアルコール性脂肪肝は、重症でなければ禁酒すれば自然に治っていくので、あまり問題視されていませんでした。ところが、最近はお酒を1滴も飲まない人にも〈非アルコール性脂肪性肝疾患（ＮＡＦＬＤ＝ナッフルド）〉が現れ、増加が懸念されています。

この状態がつづくと、やがて肝細胞に炎症が起こり、〈非アルコール性脂肪肝炎（ＮＡＳＨ＝ナッシュ）〉と呼ばれる状態になります。こうなると肝細胞が破壊されて肝硬変へと進行するものが出てくるのです。非アルコール性脂肪肝炎を放置すると、5～10年後に5～20％が肝硬変へと重症化するとされています。

◆アルコールだけでなく糖も肝臓を障害する

では、アルコールを飲まないのに、どうして脂肪肝になるのでしょうか。その原因は糖質のとりすぎが最大の原因と考えられます。糖質をたくさんとって血中のブドウ糖が多くなりすぎると、インスリンがたくさん分泌され、余分なブドウ糖を中性脂肪につくり替えて、皮下脂肪や内臓脂肪、肝臓などに貯えますが、肝臓に貯えられた脂肪が過剰になって、脂肪肝を発病するのです。肥満の人は当然、脂肪肝になりやすく、食事時間の不規則な人も要注意です。また、果物をたくさん食べると肝臓に脂肪がたまりやすいことがわかっています。

糖尿病の人の宴会参加も脂肪肝を招く原因になります。ご馳走をたくさん食べて糖質をとれば、血液中のブドウ糖も多くなって血糖値が高くなります。肝臓に貯える中性脂肪の材料も豊富ですから、そこに中性脂肪を肝臓に貯える働きのあるアルコールを大量に飲めば、脂肪肝の危険が高まるというわけです。

脂肪肝を改善するには、ダイエットをして減量することが大事です。しかし、ダイエットをあまり極端にやりすぎると、体が栄養不足の状態になりますから、肝臓はそれを防ぐために脂肪をためこんでしまい、逆効果になることがあります。ダイエットは、月に1kg減量する程度で進めるようにしましょう。

あなたの肝臓に脂肪がたまっていますか？ 要注意の脂肪肝を防ぐ生活術とは

脂肪肝をチェックする際に目安となるのが、健康診断などで必ず行われる肝機能検査の値です。ALT（GPT）とAST（GOT）、γ-GTPの3つの値で、いずれも肝細胞が破壊される際に血液中に出てくるもので、その量を見れば肝臓の異常の度合いがわかります。

脂肪肝を見るのにいちばん大切なのはALTで、一般的な基準値は10～30 IU／ℓですが、私は厳しく20 IU以上だと要注意で脂肪肝の疑いありとしています。ASTも一般的な基準値は10～30 IU／ℓですが、20 IUを超えると要注意で、ASTよりALTが高値の場合は非アルコール性脂肪肝の可能性が高くなります。

γ-GTPはアルコールによる肝障害で高くなります。一般的な基準値は男性50 IU／ℓ以下、女性30 IU以下ですが、51 IUを超えたら要注意、31 IU以上あればアルコール性脂肪肝が疑われます。

非アルコール性脂肪肝の危険度は日常の生活習慣でも推測できますから、左のチェックリストで調べてみてください。このうち5項目以上あてはまれば要注意です。

チェックリストにあげた項目がすべて脂肪肝の危険因子ですから、これらを避けることが予防になります。とくに気をつけたいのが「糖質のとりすぎ」。男性は丼ものやラーメンなどの油っこいもの、女性はパスタなどの一品ものです。また、ジュースやお菓子、果物に多く含まれる果糖は、吸収が速く、ただちに肝臓に運ばれて中性脂肪につくり替えられますから、とくにとりすぎに注意してください。

肝臓の脂肪落としをするには、食事がとくに重要です。本書で紹介している、血糖値を急上昇させないいろいろな方法を実行してください。次ページでは肝臓にいい食品を使った糖質オフのためのレシピを紹介していますから、試してみてください。また、運動も大切ですから、よく歩くとともに〈スロースクワット〉（190ページ）などを、毎日実行するようにしましょう。

あなたの肝臓は大丈夫？

脂肪肝度チェックリスト

- □ 朝食を食べない日が多い
- □ 夜食を食べる
- □ 間食をする
- □ 果物をたくさん食べる
- □ 一品ものの食事が多い
- □ 食べ残さない
- □ 食べるのが速い
- □ 睡眠時間が6時間以下
- □ 数年で体重が5kg以上ふえた
- □ エスカレーターや車の利用が多い

5個以上あてはまったら肝臓病が危険！

二日酔いにも効果バツグン！

あさりのミニトマト煮

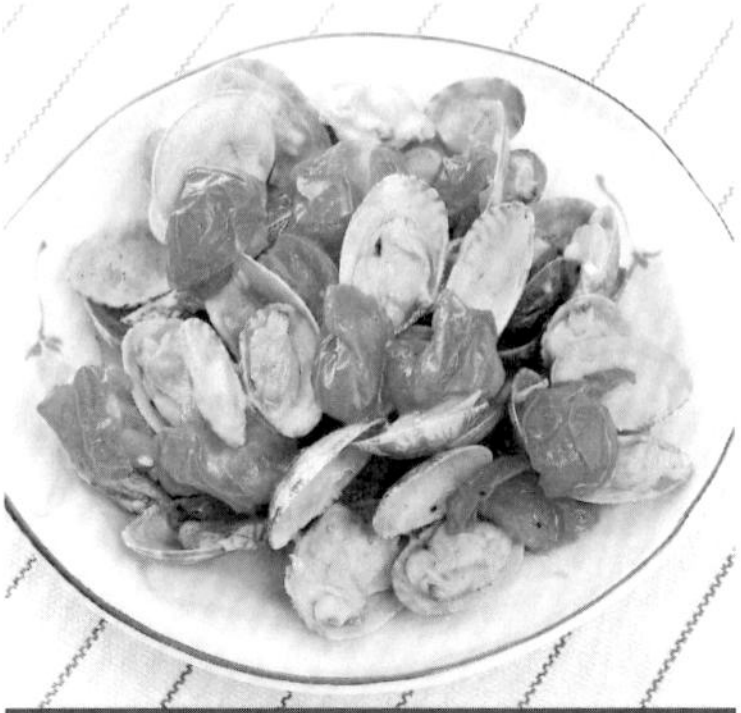

代謝を促すミニトマトのクエン酸と
あさりのタウリンが肝機能を改善！

材料（２人分）

あさり……１カップ
ミニトマト……１パック
にんにく……小１片
オリーブオイル……小さじ２
塩、こしょう……各少々

作り方

❶あさりは砂を抜いたのち、殻の汚れをよく落とす。ミニトマトはヘタを取り、２等分にする。にんにくはみじん切りにする
❷フライパンにオリーブオイルとにんにくを入れて、中火にかける
❸いい香りがしてきたら、あさりとミニトマトを加えてざっと炒める
❹フタをして蒸し煮にし、あさりの口がすべて開いたら火からおろし、塩とこしょうで味を調える

血液をサラサラにして肝臓を元気に

たことタマネギのカレー炒め

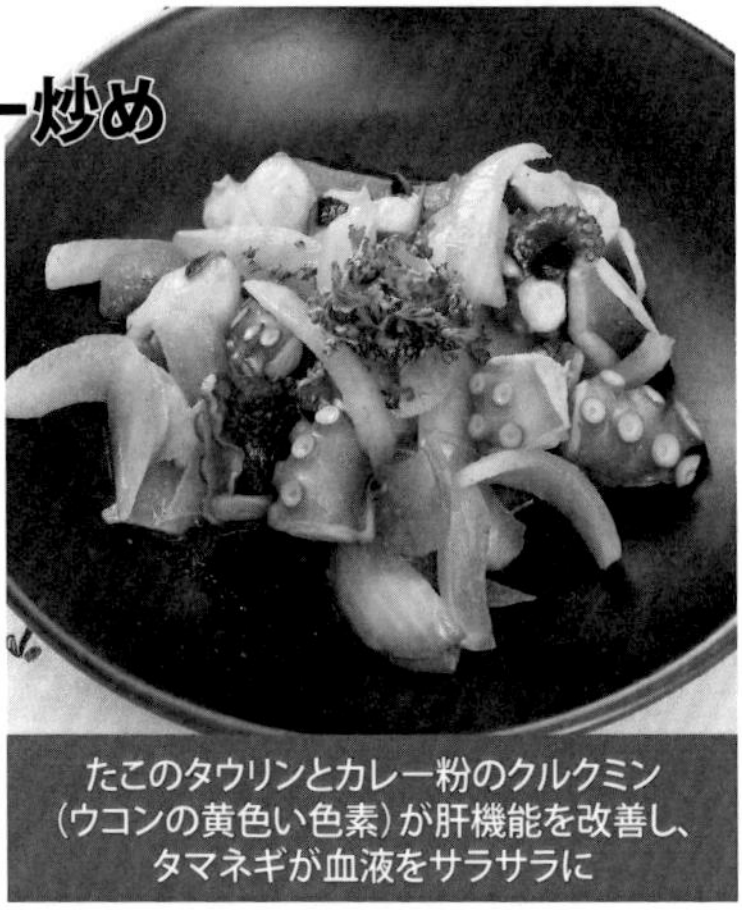

たこのタウリンとカレー粉のクルクミン
（ウコンの黄色い色素）が肝機能を改善し、
タマネギが血液をサラサラに

材料（２人分）

ゆでだこの足……120g
タマネギ……½個
ごま油……大さじ１
カレー粉……小さじ¼
塩、しょうゆ……各少々
刻みパセリ……お好みで
※ゆでだこがなければ、生のたこの足120gを熱湯でさっとゆでる

作り方

❶たこは食べやすい大きさに乱切りにする。タマネギはくし形切りにする
❷フライパンにごま油をひいて中火にかけ、タマネギを入れ炒める
❸タマネギのいい香りがしてきたら、カレー粉をふり入れ、たこを加えてさらに炒める
❹タマネギにシャキシャキ感が残るくらいの段階で、塩としょうゆを加え混ぜ、火からおろして刻みパセリをふる

お腹にやさしく食べやすい

エノキの卵とじ

材料（2人分）

卵……2個　エノキダケ……小1株

A
- だし汁……50mℓ
- みりん……大さじ1
- しょうゆ（薄口）……小さじ2

みつば……お好みで

作り方

❶エノキダケは石づきを落としてほぐし、卵は溶いておく

❷浅めの鍋かフライパンにAとエノキダケを入れて中火にかける

❸煮立ったら卵を回し入れ、ときどき鍋をゆすりながら火を通し、卵がほどよく固まったら、火からおろし、みつばのざく切りを散らす

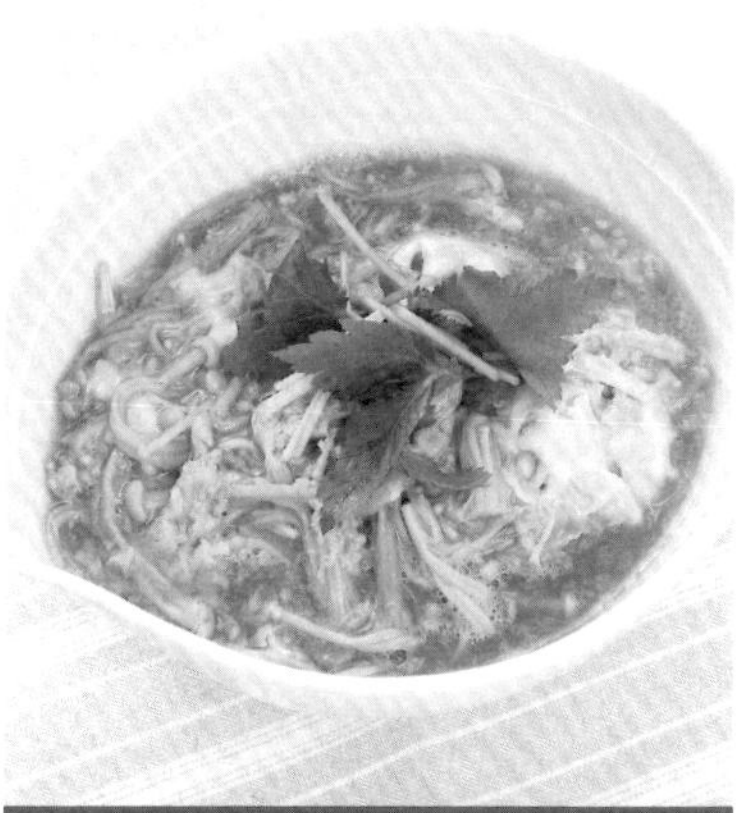

卵に含まれるレシチンが肝機能を改善し、エノキダケの食物繊維が血中コレステロールを下げる

おかずの添え物としても活躍する

納豆の梅肉和え

材料（2人分）

納豆…… 2パック（40g× 2）

梅干し……中2粒

いり白ごま……少々

※梅干しは塩分によって量を調整する

作り方

❶梅干しは種を除いて、梅肉をたたく

❷納豆に①を加えて練り、器に盛って白ごまをふる

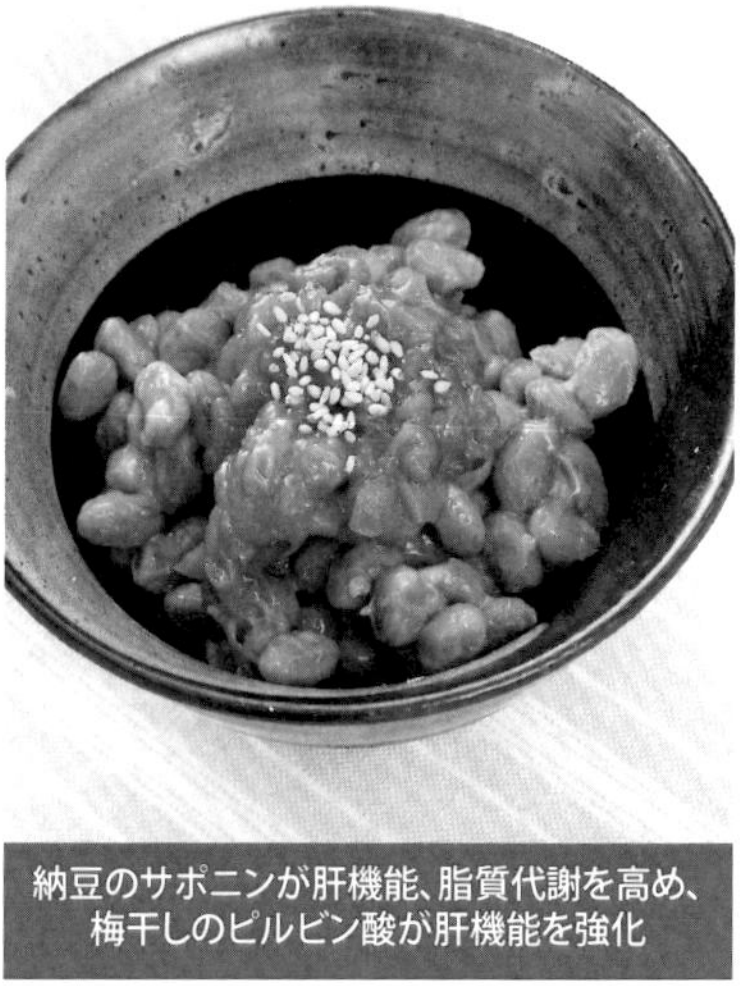

納豆のサポニンが肝機能、脂質代謝を高め、梅干しのピルビン酸が肝機能を強化

〈魔法のご飯茶碗〉で大盛りもおかわりもOK。ご飯を楽しく食べて糖質オフができるワザ

◆ご飯好きにとってつらい、ご飯減らしが楽に

糖質のとりすぎを防ぐには、主食のご飯を減らすことが、最も現実的です。ご飯茶碗1杯(150g)の糖質量は55・2g、1日3食、1杯ずつ食べれば、ご飯だけで165・6gになります。適正な糖質量の限界は、男性250g、女性200gですから、とくに女性の場合は、おかずからも糖質を除かなくてはなりません。もちろん、ご飯のおかわりは厳禁です。

とはいえ、ご飯好きの人にとって、おかわりの禁止はつらいもの。これを解決してくれるのが「魔法のご飯茶碗」です。

作り方は簡単です。大根を厚さ5㎜程度に輪切りにして、お茶碗の中に入れて水平に置き、その上にご飯を盛ります。ご飯茶碗の底上げをしたもので、見た目にはご飯が一杯です。実際のご飯の量は約半分になり、おかわりしても1杯分の糖質量ですみ、最後に大根を食べれば満腹になります。大根に含まれている消化酵素で、食べ物の消化吸収もよくなります。

ばかばかしいと思われるかもしれませんが、意外に効果のあるワザです。視覚は食欲の大事な要素です。

食べ物の量が少ないと、「たったこれだけしかないの？」と、食事への期待も薄れ、満足感が得にくくなります。逆に、見た目にボリューム感があると、それだけで満腹中枢が刺激されて満足感が得られるのです。

もちろん、食べる本人は実際の量が少ないことはわかっていますから、すぐになくならないように、ゆっくり少しずつ食べるようにします。この食べ方がまた良いのです。ご飯を早食いすると、急速に大量の糖質が吸収されるので、血糖値が急に上がります。逆に、ゆっくり食べれば、血糖値の上昇はゆるやかになり、インスリンの大量分泌を防ぐことができます。このお茶碗で毎日食べていれば、ご飯をゆっくり食べる習慣が身につきますから、糖尿病の人にとってはとても望ましいことです。

「魔法のご飯茶碗」で、ご飯の食べる量を減らせた人は、小ぶりのご飯茶碗を新調するといいでしょう。食事の度に大根を切ることがなくなりますし、新しいお茶碗で食べることで、気分も新たにして〈糖質オフ〉に取り組むことができます。

ご飯党の人は今日から〈オリーブオイルご飯〉に。オイルに包まれたご飯で糖質の吸収が抑えられる

◆油には糖の吸収を遅らせる作用がある

ご飯が大好き、ご飯を減らすのがむずかしいという人に、ご飯を食べながら糖質をカットする方法を紹介しましょう。それがご飯にオリーブオイルを加えて混ぜる〈オリーブオイルご飯〉です。ご飯にオリーブオイルを加えて食べると、食後の血糖値があまり上がらないのです。

この事実を知ることができたのは、そば好きのある患者さんのおかげです。私のクリニックでは、患者さんに自分の好きな食事をしてもらって、そのあと採血して血糖を測り、自分の好きな食べ物が、自分の体にどのような影響をもたらすかを自覚してもらっています。

その患者さんはいつも昼食にそばを食べて来院されます。その血糖を調べてみて、意外な結果に驚いたのですが、シンプルなざるそばを食べたときよりも、天ぷらそばを食べたときのほうが、血糖値が低かったのです。また、山菜そばよりもたぬきそばのほうが血糖値が上がらないこともわかりました。このことから、どうやら油っこいメニューのほうが血糖値が上がりにくい、つま

り油が糖質の吸収を抑えているという結論に達したのです。

〈オリーブオイルご飯〉は簡単です。お茶碗に1杯分のご飯を盛りつけ、そこにオリーブオイル小さじ1弱をかけ、よく混ぜ合わせるだけです。エキストラヴァージンオイルがおすすめですが、その風味が苦手であれば、ピュアオイルでもけっこうです。また、オイルの香りが気になるようであれば、こしょう少々とレモン汁小さじ½を加えてさらに混ぜると食べやすくなります。

◆オリーブオイルには動脈硬化を予防する作用もある

オリーブオイルを加えることによって、動脈硬化の予防効果も期待できます。オリーブオイル、とくに絞りたてのヴァージンオリーブオイルには抗酸化物質が豊富で、その作用によって血管の老化が抑えられているとされます。動脈硬化は悪玉コレステロールのＬＤＬが酸化されることで血管壁に蓄積しやすくなるので、オリーブオイルがその酸化を防いでいると説明されます。フランスの地中海地方は、肉やバターの消費量が多いにもかかわらず動脈硬化が少ないのは、赤ワインをたくさん飲むからであるとフレンチパラドクスでいわれていますが、実はオリーブオイルの消費量が多いためであるという説もあります。実際に地中海地域の住民の食事風景を見ると、パンやジャガイモなどの糖質の多い食品に、オリーブオイルをつけて食べており、「ライスサラダ」という、ご飯をオリーブオイルと酢で和えたメニューもあります。

〈ダラダラ歯みがき〉は糖尿病の大敵・歯周病を撃退し、夜のちょい食べも防げる

◆歯みがきがなぜ糖尿病を予防・改善するのか

糖尿病と歯周病には密接な関係があります。糖尿病の人はそうでない人より歯周病になりやすいことがわかっています。逆に歯周病を治療するとヘモグロビンA1cの値が下がってきて、糖尿病が改善することも、いくつかの研究で明らかにされています。

理由も次々とわかってきています。糖尿病になると口が乾きやすくなり、歯周病菌が繁殖しやすくなること、また、歯周病になると、それに対抗するために体内で分泌される物質が、インスリンの働きを弱めてしまうこと、この2つが大きな原因といわれています。

歯周病を防ぐには、歯みがきを毎日することが不可欠です。しかし、毎日10分以上も時間をかけて歯みがきをするのは大変なことです。そこでおすすめしたいのが、テレビを見ながら、あるいはお風呂に入りながらの「ながら歯みがき」です。〈ダラダラ歯みがき〉と名づけたのは、「ダラダラ時間をかけてみがく」と、「唾液がダラダラ出るまでみがく」という、2つの意味からです。

「ダラダラ歯みがき」は、テレビなどを見ながら10分以上、時間をかけてみがくのがポイントです。そのためには、最初から歯みがき粉をつけないことです。こうすれば唾液がたくさん出て口の周りを汚すことがありませんから、出てきた唾液だけをティッシュなどで拭きながら、長い時間みがいていられます。

◆歯みがきには満腹感を起こさせる効果がある

なお、歯ブラシだけでは歯の間にたまった汚れを十分にとることができませんから、歯周病の予防効果を高めるために、歯間ブラシの併用をおすすめします。歯間ブラシは鏡を見ないと、歯と歯の間にうまくはいらないので、テレビを見ながらであればCMのときに行うとよいでしょう。歯みがき粉は最後につけて、サッとみがきます。これで口の中がさっぱりします。

〈ダラダラ歯みがき〉は夕食を食べたら早めにみがくのが、効果をあげるコツです。歯みがき粉の香りも満腹中枢を刺激しますから、食後に歯みがきをすると、少しもの足りないなと思っていても、香りをかいだことで、「これでもうお腹いっぱい」という気持ちになるのです。

夕食後すぐにみがかないと、甘いものを好きな人は、ちょっとお菓子をつまんで、もの足りなさを補ったりします。しかし、歯をみがいたあとなら、もう一度歯をみがくのはめんどうなので、夕食後の「ちょい食べ」も防げるのです。

タマネギ料理〈チンたま〉を食べて、インスリンの効果を高め高血糖を改善しよう

◆タマネギに含まれるケルセチンには体脂肪を減らす作用がある

高血糖の人にぜひ食べてほしい野菜がタマネギです。タマネギは昔から糖尿病によい食品といわれていますが、それは血糖を下げるといわれるさまざまな成分が含まれているからです。

そのなかで、最近とくに注目されているのがケルセチンという成分です。ケルセチンには抗酸化作用があり、動脈硬化を引き起こす悪玉コレステロールが酸化して毒性が高まるのを防いでいます。また、最近の研究では脂肪分解酵素を活性化させて、体脂肪を減らす働きのあることがわかっています。糖質をとりすぎると、中性脂肪につくり替えて肝臓に貯えたり、内臓脂肪としてお腹の周辺に貯えたりします。こうして貯えている脂肪がふえると、インスリンの抵抗性が高まって効き方が悪くなってきます。その結果、血糖値が下がりにくくなって、糖尿病を発症したり悪化させることになるのです。タマネギに含まれるケルセチンは体脂肪を減らしてくれますから、それによってインスリンの効き目が改善し、血糖値が下がってくるのです。

また、ケルセチンには唾液の分泌を良くする働きのあることが知られています。唾液には殺菌作用があって歯周病菌の増殖を抑え、それによってインスリンの働きが活性化され、血糖値の上昇を防ぐことにつながります。

◆タマネギを電子レンジでチンするだけの簡単料理

ここでは、タマネギを手軽に食べる方法として〈チンたま〉を紹介しましょう。タマネギを電子レンジで「チン」して作るので、〈チンたま〉と名づけました。

材料は、中程度の大きさのタマネギを１個（約１８０ｇ）、削り節１・５ｇ、ポン酢適宜です。タマネギの皮をむいてから３分の１ほどの深さまで、十文字に包丁で切れ目を入れます。このタマネギをラップにくるみ、上部をねじって密封し、耐熱皿にのせてレンジに入れます。５００Ｗなら５分加熱したあと、そのまま５分以上蒸らします。６００Ｗなら４分加熱して４分以上蒸らします。これで完成。レンジから取り出してラップをはずし（やけどをしないように注意）、タマネギの十文字に切ったところを開き、削り節をふり、ポン酢をかけて食べます。

こうして加熱したタマネギは、甘みが出ておいしくなりますが、血糖値を上げる糖質はそれほど多くは含まれていません。タマネギはスライスして生で食べたり、野菜炒めにしても、煮物にしてもおいしく食べられます。いろいろな調理法で積極的にとるようにしましょう。

お酒も楽しく上手に飲めば、血糖値が下がり、糖尿病の改善に役立つ！

◆アルコールは高カロリーだが血糖上昇や肥満の原因にはならない

「糖尿病の人にはアルコールは良くないから、控えるように」などと、飲酒が悪であるような言い方をされます。しかし、血糖値やヘモグロビンＡ１ｃ値が高いからといって、アルコールを飲んではいけないという根拠はありません。どうしてこのような常識が広まってしまったのでしょうか。よく心配されるのは、アルコールが高カロリーであるということです。確かに高カロリーではありますが、アルコールのカロリーは「エンプティ・カロリー」といって、体内に入るとすぐに燃焼して、脂肪につくり替えられて貯えられることはありません。血糖値を上昇させることはないのです。

アルコールに含まれる糖質について心配されることがあります。ビールや日本酒、ワインなどには糖質が含まれていますから、糖質を含んでいない焼酎、ウイスキー、ブランデーなどの蒸留酒のほうが、糖尿病の人にはいいという意見もあります。糖質の摂取を減らすということであれば、糖質がゼロの蒸留酒のほうがいいでしょうが、醸造酒を適量飲む分には問題はないと思います。

◆アルコールを飲んだ翌朝は血糖が下がっている不思議

実は、アルコールを飲んだとき、肝臓はアルコールを分解するために糖を使用するので、血糖値が上がるどころか、下がるのです。また、就寝中には肝臓が糖をつくって血液中に送り出しているのですが、そうしてつくられた血糖も、お酒を飲んだあとはアルコールの分解に使っているのです。その証拠に、アルコールを飲んで寝ると、翌朝の血糖値はいつもより低くなっています。

たとえ、糖質を含んだビールや日本酒、ワインなどを飲んでも、大量に飲んだりしなければ、肝臓がアルコールを分解するために糖を使ってしまいますから、心配はいらないと私は考えます。

とはいえ、アルコールを大量に飲めば、肝臓を障害したり脂肪を蓄積するなどの害がありますから、適量を守ることが大切です。自分で心地よいと感じられる範囲で、翌朝起きたときにアルコールが抜けていてすっきりと目覚められれば、心配ないでしょう。

ただし、気をつけていただきたいのはつまみです。ポテトフライなど、糖質を含むものは避けて、肉や魚、卵、豆腐など、タンパク質が多く糖質の少ないものを選びましょう。また、飲んだあとに食べる、〆のラーメンやお茶漬け、おそばなどは、糖質が多く血糖を上げる原因になりますから、御法度と心得てください。

〈黒酢ゆで卵〉をとると筋肉量がふえてブドウ糖が消費され血糖値が上がりにくくなる

◆糖尿病の人は筋肉を鍛えるタンパク源として卵を食べるといい

糖尿病の人のなかには、将来、動脈硬化を起こし心筋梗塞、脳梗塞、網膜症、腎症などの合併症を恐れて、肉や卵などを敬遠するため、筋肉量が減ってフレイルの状態になる人がふえているといわれます。フレイルとは健康と要介護の中間で、放っておけば介護が必要になりますが、適切に対処すれば健康にもどれる状態です。（PART3を参照）

糖尿病を改善するためには、筋肉を鍛えて筋肉量をふやすことが大事で、そのために運動療法がすすめられます。筋肉量をふやすためにはタンパク質が必要であるため、動脈硬化を恐れて肉や卵をとらないのは困ったものです。

かつて、卵はコレステロールを含んでいるので、食べるとコレステロールが高くなるといわれていたのですが、それがまったくの誤解であることが、実験的に明らかにされています。卵には動脈硬化を進める危険はまったくありませんから、糖尿病の人が筋肉を強化するタンパク源として、おすすめの食品です。

卵には1個あたり約10gの良質なタンパク質が含まれています。1日のタンパク質の推奨摂取量は男性60g、女性50gですから、1日2〜3個の卵を食べていれば、その半分を満たすことができます。卵は完全栄養食品といわれるように、ビタミンやミネラルを幅広く含んでおり、ビタミンCと食物繊維を除く主要な栄養素をほとんど網羅しています。ぜひとも、糖尿病の食事療法に取り入れたいものです。

ここでは、糖尿病の人におすすめの卵の食べ方として、「黒酢ゆで卵」を紹介しましょう。黒酢には食後1〜2時間で血液をサラサラにする効果があり、主成分の酢酸が、血糖値の上昇や動脈硬化の進行を抑えてくれますから、糖尿病の人には好適な食品です。

【黒酢ゆで卵】の作り方

〈材料〉 卵4個、黒酢大さじ3、みりん大さじ2、しょうゆ大さじ1

〈作り方〉 まず卵をゆでます。ゆで上がったら冷水に浸け、殻をむきます。黒酢、みりん、しょうゆを合わせ漬け汁を作ります。ジッパーつきの保存袋にゆで卵を入れ、そこに漬け汁を注ぎます。保存袋の上から軽くもんで、ゆで卵と漬け汁をなじませます。袋ごと保存容器に入れて、冷蔵庫で保存し、1日おけばおいしく食べられます。3日以内に食べ切るようにしましょう。

〈糖質オフ〉でご飯がもの足りない人におすすめの「氷り豆腐」、血糖や脂質減らしの特効食品

◆タンパク質が豊富で糖質は少ない

最近は、かつてのカロリーを制限する食事療法に代わって、お菓子、ご飯、パン、めん類、いもなどの糖質食品を控える、〈糖質オフ〉をすすめる医師がふえてきました。〈カロリーオフ〉にくらべると、手軽にできて、食材も幅広く使えるようになりましたが、糖質の制限は患者さんにとってつらいようです。

とはいっても、厳しくやると患者さんには苦痛が多く、ストレスになりますから、私はできるだけ〈ゆるい糖質オフ〉をすすめています。〈ゆるい糖質オフ〉にしても、1回の食事で食べられるご飯の量は、男性のお茶碗で半分（60ｇ）です。「この量では満足できない」という人も少なくありません。そうしたときにおすすめするのが「氷り豆腐」です。

「氷り豆腐」は、豆腐を一度凍らせたあと、解凍して脱水したものです。市販されている高野豆腐はそれをさらに乾燥させたもので、日本には古くからある食べ物です。タンパク質が豊富で、

糖質はきわめて少ないので、糖尿病の人でも安心して食べられます。くずしてポロポロにすれば「ご飯もどき」として食べることができます。「ご飯とは違う」とこれでは満足できないご飯好きの人は、2〜3口分の本物のご飯を混ぜてみてはいかがでしょう。

◆糖尿病の人に求められる筋力アップに有効

食物繊維が豊富ですから、ご飯を食べる前にとれば、空腹感をまぎらわせることができますし、あとから食べた糖質の吸収を遅らせる働きもあり、血糖の上昇をおだやかにします。

タンパク質もたくさん含んでいるので、運動で筋力アップが求められる糖尿病患者におすすめで、脂質がないので安心して食べられます。噛むと歯ごたえもあり、弾力もあって、味が浸みやすいので、「肉もどき」として使うこともできます。たとえば、豚肉のしょうが焼きの味つけにすると、豆腐の味が抑えられ、本物の肉を食べたような錯覚を味わえます。

〈作り方〉 市販の木綿豆腐を、パックのまま冷凍庫に入れて1晩以上おきます。食べる量を冷凍庫から取り出し、電子レンジ（600W）で5分温め、解凍します。1晩常温において解凍してもけっこうです。解凍した豆腐をパックから取り出し、手のひらにのせてもう一方の手のひらで上から押さえ、少しずつ力を加えて水分を絞ります。豆腐の厚みが半分くらいになったら完成です。3度の食事の前に、3分の1ずつ食べるといいでしょう。

糖尿病患者が起こしやすいアルツハイマー病は、緑茶に含まれる有効成分で予防できる

◆糖尿病の人は認知症になる確率が3〜4倍も高い

今、わが国に急増中のアルツハイマー病は、糖尿病と深い関係にあることが、研究によって明らかにされています。この研究を行っているのは九州大学で、福岡市のとなりにある久山町の住民を長期間にわたって追跡した「久山町研究」といわれる疫学調査で世界的に高く評価されています。これによると「糖尿病になるとアルツハイマー病を発病する率が3〜4倍高まる」といわれています。

アルツハイマー病というのは、アミロイドβなどの異常なタンパク質が脳内にたまり、これが脳細胞を死滅させ、脳が萎縮することで起こるとされます。一方で、もともと膵臓でつくられているインスリンが、脳内でも少しつくられていて、アルツハイマー病の原因となるアミロイドβを脳細胞から外に出す掃除役を果たしていることもわかりました。糖尿病の人では、この掃除役のインスリンが十分に働けなくなるために、アミロイドβなどが蓄積し、脳細胞が死滅すると考

えられるのです。

こうしたことから、「アルツハイマー病は脳の糖尿病である」といわれています。

◆緑茶を飲んだら、認知症の物忘れが改善した！

さて、このアルツハイマー病を防ぐには、糖尿病の予防や改善が重要ですから、さまざまな糖尿病対策を講じることが大切です。最近の研究で、緑茶に認知症の予防改善の効果があることが報告されていますから、緑茶を活用するといいでしょう。

その研究の一つは、静岡県立大学の山田弘教授らの共同研究グループが行ったものです。認知症と軽度認知障害（認知症の前段階）の男女12名に、緑茶の粉末を毎日2g（湯飲み茶碗のお茶2〜3杯相当）ずつ、3カ月間摂取してもらったところ、認知機能検査での平均点が摂取前よりも上昇したという結果が得られました。とくに顕著な好結果が得られたのは、「近時記憶」という、数分前から数日前の新しい記憶力の向上です。認知症の人は昔のことは覚えているのに、最近のことをすぐに忘れてしまいますが、この近時記憶の低下は、認知症の初期症状ですから、緑茶の飲用でこれが予防改善できるというのは、とてもありがたいことです。

次は金沢大学の山田正仁教授らの研究チームの研究です。緑茶を週に1〜6回飲む人は、緑茶をまったく飲まない人にくらべて、5年後に認知機能が低下するリスクが約2分の1、毎日飲む人は約3分の1に減少するというのです。

◆茶がらを食べればその効果はもっと高まる

これらの認知症予防の作用は、緑茶に含まれるポリフェノールであるカテキン類が大きな役割をしていると考えられます。なかでもカテキン類の一種エピガロカテキンガレートは、アミロイドβとともにアルツハイマー病の原因となるタウやα-シヌクレインといった異常タンパク質すべての蓄積を抑える作用があります。

ところで、このカテキン類は、緑茶にお湯を注いだ飲料のお茶では、かなりの量が茶がらに残されてしまいます。お湯で出したお茶にくらべて、茶がらには21倍のカテキンが含まれているといわれます。カテキン以外の成分でも、たとえば精神安定作用があり、認知症にも有効であるとされるテアニンにしても、茶葉のほうが豊富であるといいます。

そのため、お茶に含まれる有効成分を十分に利用するには、お茶を飲むとともに、茶がらを捨てずに、利用するといいでしょう。ただし、茶葉は固いうえに苦みが強く、食べることがむずかしそうです。最近は、生の茶葉を加工して、食べられるようにしたものも開発されていると聞きますので、緑茶をよく飲むとともに、そうしたものを食用として利用すれば、アルツハイマー病の予防に役立つものと思われます。

PART 6

【ちょっと体を動かすだけで】

ウォーキングやスイミングではダメ。家の中で簡単にできる血糖値・ヘモグロビンA1c下げエクササイズ

糖尿病の運動療法の基本は、無酸素運動で筋肉を強化し、有酸素運動でブドウ糖を燃焼させること

◆運動療法にはブドウ糖を消費するとともに、血糖が高くなりにくい体をつくる効果がある

糖尿病の〈運動療法〉のねらいは2つあります。一つは、運動することによって筋肉が活動してエネルギーを使いますから、ブドウ糖が必要になってどんどん取り込んでくれることです。そのため血糖値が下がってきます。これを〈急性代謝効果〉といいます。

もう一つは、運動することによって筋肉が鍛えられ、筋肉量がふえてきますから、その分、必要とするエネルギー量も増加して、ブドウ糖をたくさん消費するようになります。つまり、ブドウ糖をたくさん必要として、たくさん消費する、太りにくい体になります。血糖値も上がりにくくなり、ヘモグロビンA1cを低く安定させるようになるのです。これを〈長期効果〉といいます。

〈急性代謝効果〉をねらうには有酸素運動が適当とされます。ウォーキングがその代表で、ジョギング、サイクリング、水泳など一定時間つづける運動です。楽に呼吸をしながら酸素を取り入れ、ブドウ糖を燃やしてエネルギーとして消費します。一般的に20分以上つづけることで効果

が現れるとされます。有酸素運動は強度が低いものですから、〈長期効果〉が求める筋肉を強化する効果は劣りますが、高血圧や肥満を改善したり、脂質代謝を高めることなどで、生活習慣病の予防に効果があります。糖尿病患者にとって恐ろしい合併症である腎症、網膜症、脳梗塞、心筋梗塞などの予防にも役立ちます。

◆筋肉量をふやすには、強度の高い無酸素運動が効果的

〈長期効果〉である筋肉の強化、筋肉量の増加をねらうには、無酸素運動がすすめられます。息ばって呼吸を止めて力を入れる激しい、強度の高い運動で、筋肉にたくわえていた糖や脂肪をエネルギーとして使います。無酸素運動のような強度の高い運動をすると、筋繊維は傷つきますが、そうすると傷を治そうとして成長因子が分泌され、筋繊維は少しずつ大きくなっていきます。ですから、筋肉を強化するには強度の高い無酸素運動が必要なのです。

このように、糖尿病患者にとって余分なブドウ糖を燃やすために有酸素運動が必要ですし、ブドウ糖をたくさん消費して肥満や高血糖を予防するため、筋肉を強化する無酸素運動も必要なのです。そのために、ウォーキングのような軽い運動を、20分以上つづける習慣をつけてほしいものです。それとともに、比較的無理なくできる無酸素運動を紹介しますから、それを日常生活に取り入れて、定期的に実行する習慣をつけていただきたいと思います。

いつでもどこでも手軽にできる〈スロースクワット〉こそが、糖尿病の人の筋力強化の決め手

◆筋肉量をふやすには、下半身にある大きな筋肉を鍛錬すると効果的

筋肉を強化して筋肉量をふやすには、できるだけ大きな筋肉をねらって鍛えるのが効果的です。大きな筋肉はそれだけ、ブドウ糖を燃焼させる量も多くなるからです。体にある筋肉のうち、大きな順に並べてみましょう。

第1位　大腿四頭筋（太ももの表側の筋肉）
第2位　下腿三頭筋（ふくらはぎの筋肉）
第3位　大臀筋（お尻から太ももにつづく筋肉）
第4位　ハムストリング（太ももの後ろ側の筋肉）

4位までがいずれも下半身にあり、これを無理なく鍛えるのに最も適しているのが〈スロースクワット〉です。

◆筋肉をだますから、小さな負荷でも筋肉量が増加、脂肪もよく燃えるようになる

筋肉を鍛えて筋肉量をふやすには、強度の高い無酸素運動が必要であるとお話ししました。しかし、この〈スロースクワット〉はけっして激しい運動ではなく、しかも短時間で筋肉量をふやす効果が得られます。

その秘密は「筋肉をだます」ことにあります。〈スロースクワット〉は「ゆっくり」動き、その動きを「止めず」につづけることがポイントです。「ゆっくり」「止めず」に動いていると、運動中ずっと筋肉は緊張をつづけていますから、筋肉の中の血管が圧迫されたままでいるので、血流が制限されて酸素の供給が不足してきます。すると、筋肉はだまされて、実際よりも負担の大きい運動をしていると思い、それに見合うように筋肉量をふやすのです。そのため、無酸素運動をしたのと同様の効果が得られます。さらに、血液中の酸素が不足すると筋肉内に多量の乳酸が発生、乳酸には体脂肪を分解する成長ホルモンの分泌を促す作用がありますから、たまっていた脂肪を燃焼するという効果もあるのです。

〈スロースクワット〉で大切なのは、腰を上げるとき、完全に上げきる少し手前で止め、そのままた腰を下ろしていくこと。完全に上げると足の血流がスムーズに流れてしまうので、筋肉をだましつづけられません。そして、50秒間、ずっと筋肉に力を入れつづけることがポイントです。こうして下半身の筋肉をつけると、将来、寝たきりや認知症の予防にもなります。

〈スロースクワット〉が
どうして筋肉量をふやすのか

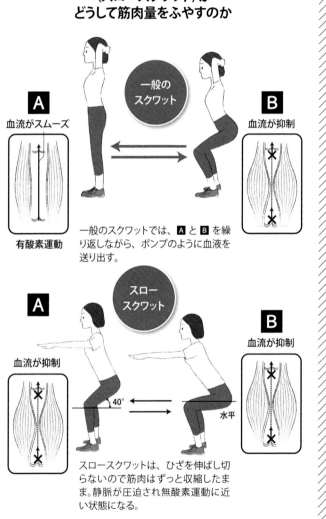

有酸素運動

一般のスクワットでは、A と B を繰り返しながら、ポンプのように血液を送り出す。

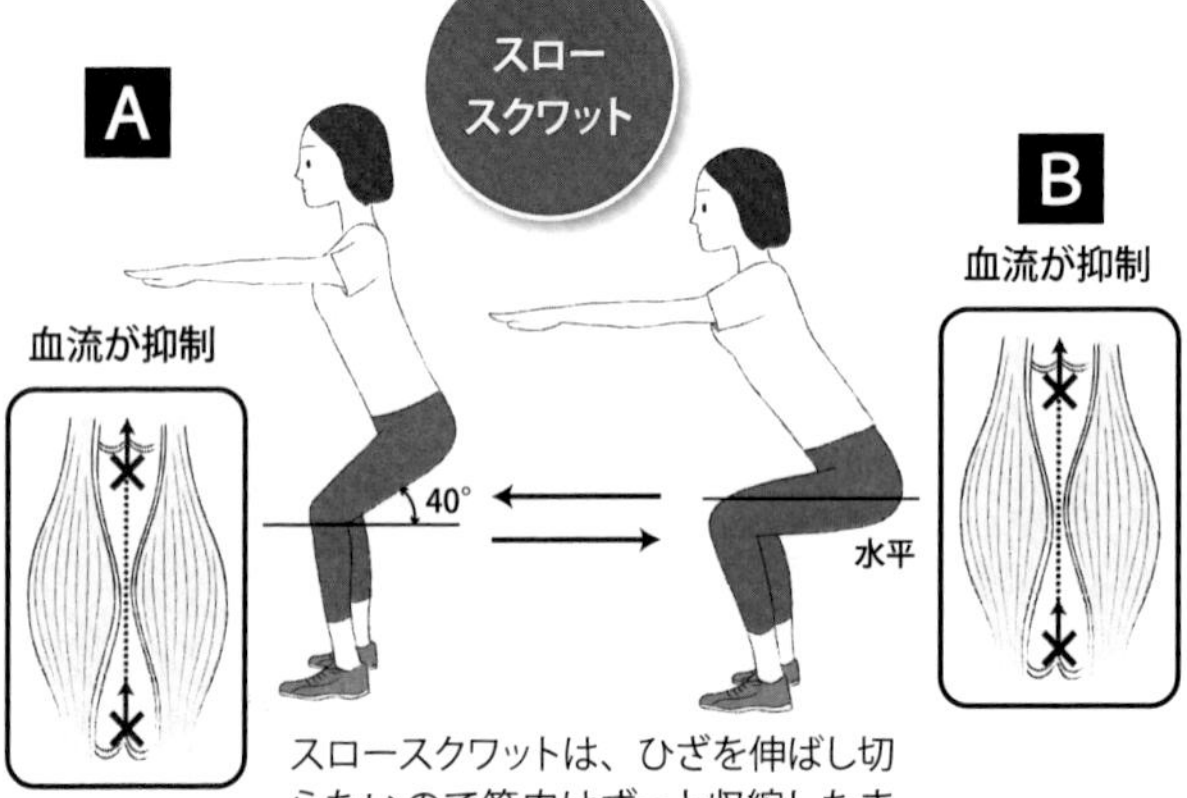

スロースクワットは、ひざを伸ばし切らないので筋肉はずっと収縮したまま。静脈が圧迫され無酸素運動に近い状態になる。

1回わずか50秒！ 筋肉をだましてらくらく筋肉量をふやす
〈スロースクワット〉のやり方

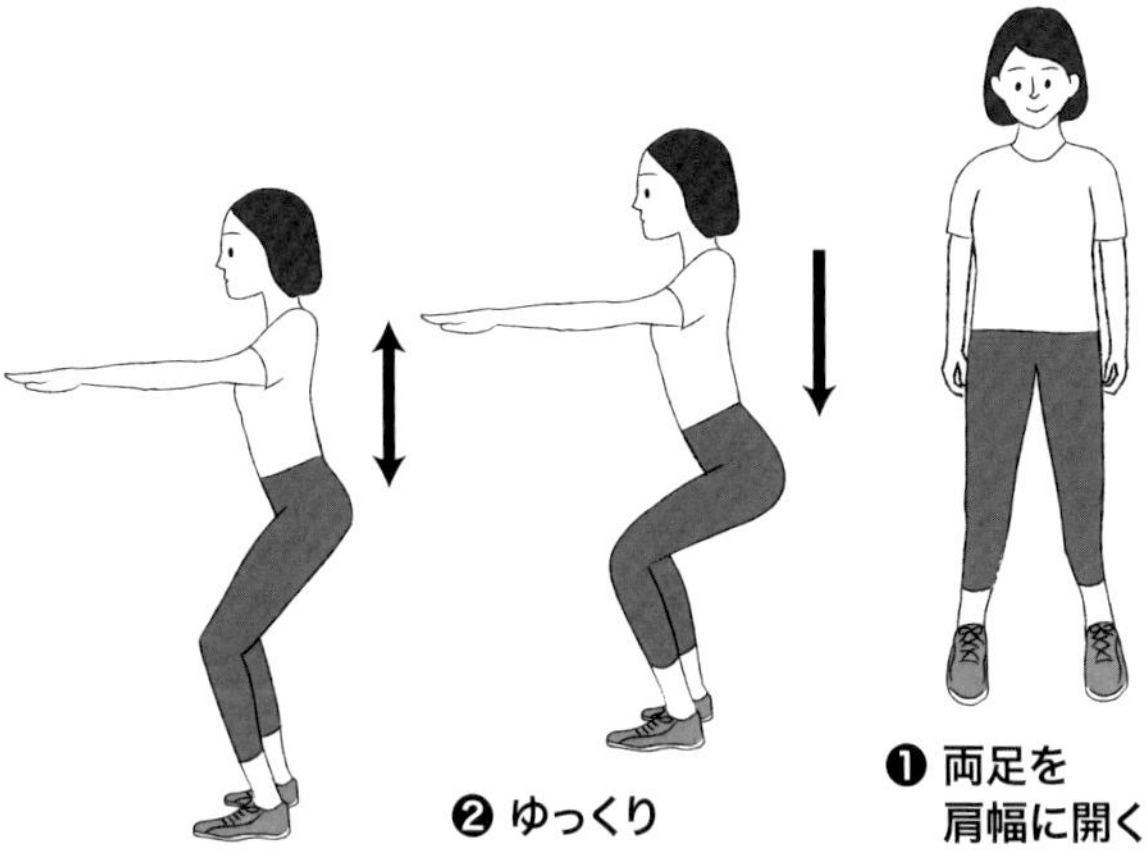

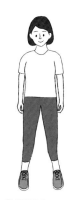

❶ 両足を肩幅に開く

両手が壁に届くトイレで行うと簡単。用を足したあとに、両足を肩幅ぐらいに開いて立つ。

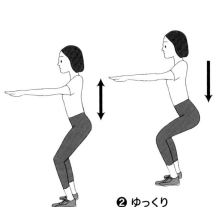

❷ ゆっくり腰を下ろす

まず少しだけひざを曲げ、そこから5秒かけて腰を下ろしていく。太ももと床が平行になるくらいまでが理想だが、できるところまででよい。

❸ ゆっくり腰を上げる

②の姿勢から5秒かけて腰を上げ、完全に上げきる少し手前で止める。この動作を合計5回行う。

ここがポイント

ひざが足のつま先より前に出ないように注意する。

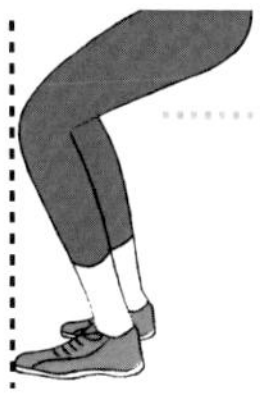

午前中と夕方の2回行うだけで体脂肪を燃焼

雨の日でも簡単にできる〈座ったままウォーク〉で運動不足を解消

◆ながら運動で筋力を強化すれば、脂肪が燃えやすくなり血糖値の上昇を防ぐ

雨などで外出できない日には、〈座ったままウォーク〉など、自宅でできる運動を行い、筋力低下を防ぎましょう。やり方は簡単で、椅子に座ったまま、歩くときのように左右の腕を交互に前後に振り、それに合わせて、左右のひざを交互に上げ下げするだけです。

ひざを上げることで、太ももなどの筋肉が鍛えられ、腕を振るので上半身の筋肉も鍛えることができます。最初のうちは1分つづければ十分、慣れてきたら2分、3分と時間を延ばします。

終わったあと、そのまま椅子に座って、お腹をへこませ肛門を締める動作を、加えて行ってください。腹筋や背筋を鍛える効果があります。これは外出したときにもできます。交差点で赤信号にぶつかったら、立ち止まって待っているあいだ、この肛門を締める動作をするのです。お腹をへこませ肛門をキュッと締め、20〜30秒間キープします。筋肉が強化されて腰痛の予防・改善に有効なほか、骨盤底の筋肉も鍛えられ、将来の尿もれの予防にもなります。

楽ちんなのに血糖と脂肪が燃え、筋力も強化

〈座ったままウォーク〉のやり方

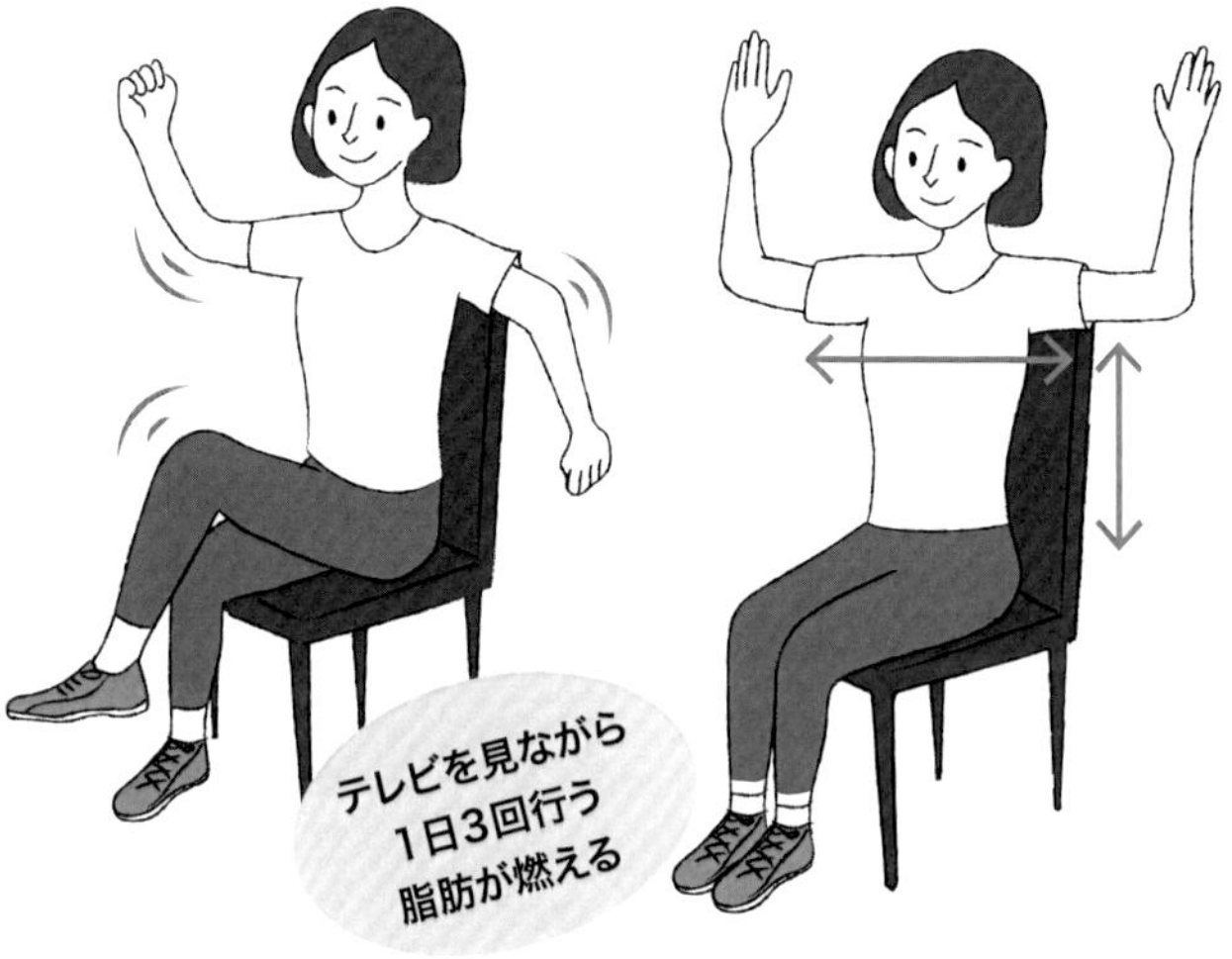
テレビを見ながら
1日3回行う
脂肪が燃える

❶ 背筋を伸ばして胸を開く

椅子に座ったまま背筋を伸ばし、ひじを持ち上げて胸を開く。

❷ 歩く動作を行う

腕を大きく振りながら、歩くようにひざを交互に上げる。1分行う。慣れてきたら、動作を大きくして体のひねりを加えると効果的。

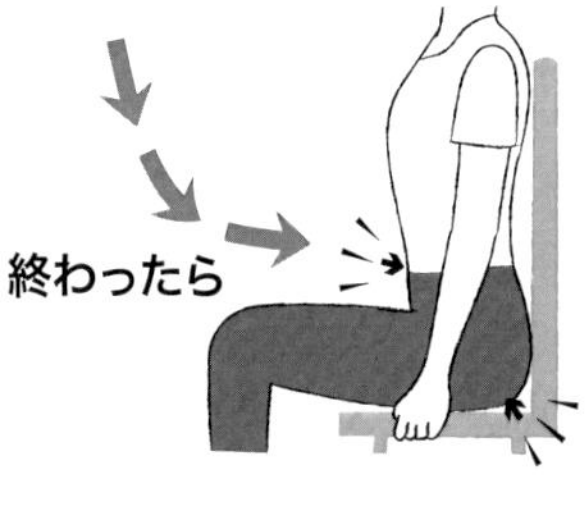

お腹をへこませた状態で肛門をキュッと締め、20〜30秒キープ。最後にこれを行うと効果がアップする。

食後の運動は、食後血糖値の急上昇を抑える効果があるので、毎食後30分ぐらいに行うのが効果的。

通勤電車で立っているときは〈ヒールレイズ（つま先立ち）〉でふくらはぎの筋肉を鍛えよう

◆ふくらはぎの下腿三頭筋は体内で2番目に大きな筋肉、鍛えて血糖値の上昇を防ごう

大きな筋肉を鍛えると、筋肉量の増加も大きくなり、ブドウ糖の消費量もよりいっそうふえ、太りにくい、血糖値も下がりやすい体になります。この下腿三頭筋を鍛えるには歩く、走る、スクワットなどいろいろな運動で鍛錬できますが、より手軽にできるのがつま先立ちです。専門的には〈ヒールレイズ〉といいます。

ヒールレイズを行うには、座ることができない通勤電車がいちばんです。吊り革につかまりながら、かかとを上げてつま先立ちをしてみましょう。電車のガタガタという揺れが、よりトレーニングにつながります。食器洗いなどの立ち仕事をしているときも、ヒールレイズのチャンスです。かかとの上げ下げをしながら家事に取り組んでみてください。

ふくらはぎの筋肉は、下半身にたまった血液を循環させるポンプの働きがあります。冷え症やむくみの解消にも効果が期待できます。

〈ヒールレイズ〉のやり方

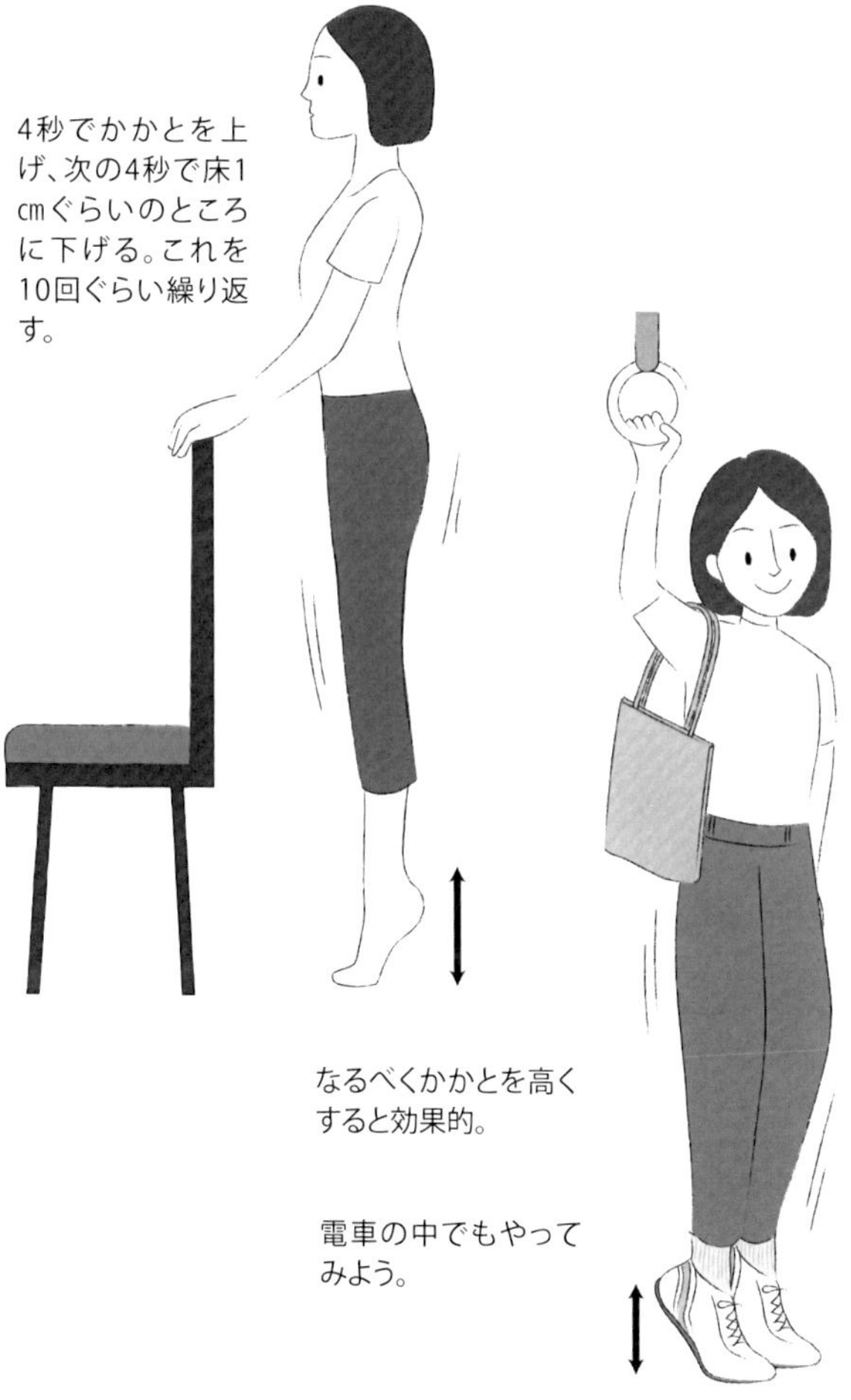
4秒でかかとを上げ、次の4秒で床1㎝ぐらいのところに下げる。これを10回ぐらい繰り返す。
なるべくかかとを高くすると効果的。
電車の中でもやってみよう。

椅子に座ったままできる大腿四頭筋を鍛えることができる〈もも上げトレーニング〉

◆運動はつづけることが大切、簡単にできるチョコチョコ運動を生活習慣に取り入れよう

いくつか紹介しているように、スロースクワット以外にも、手軽に下半身の大きな筋肉を鍛える運動があります。どれも日常生活のなかで実践できるものばかりですから、思い立ったときにちょこちょこと運動をする習慣をつけるようにしたいものです。

次には、椅子に座ったままでできる〈もも上げ〉を紹介しましょう。椅子に座って背筋をまっすぐにします。そのままの姿勢で、両足一緒に、曲がっていたひざを伸ばし、まっすぐ前に上げます。足が上がってきたときに、ぎゅっと力を入れると筋肉がより収縮します。手で触ってみると、それぞれの筋肉を確認することができます。片足ずつ、リズミカルに上げ下げしてみるのもいいでしょう。

テレビを見ながらでも、家族とくつろいでいるときでもできます。ぜひ、繰り返し実行するようにしてください。

椅子に座ったままできる「もも上げ」

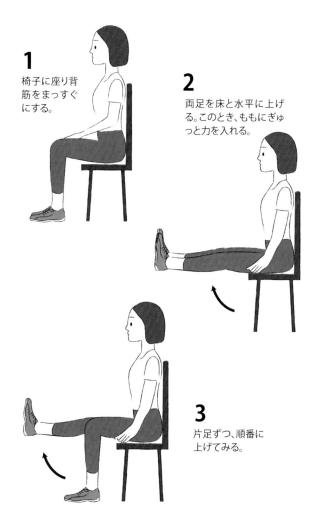

1

椅子に座り背筋をまっすぐにする。

2

両足を床と水平に上げる。このとき、ももにぎゅっと力を入れる。

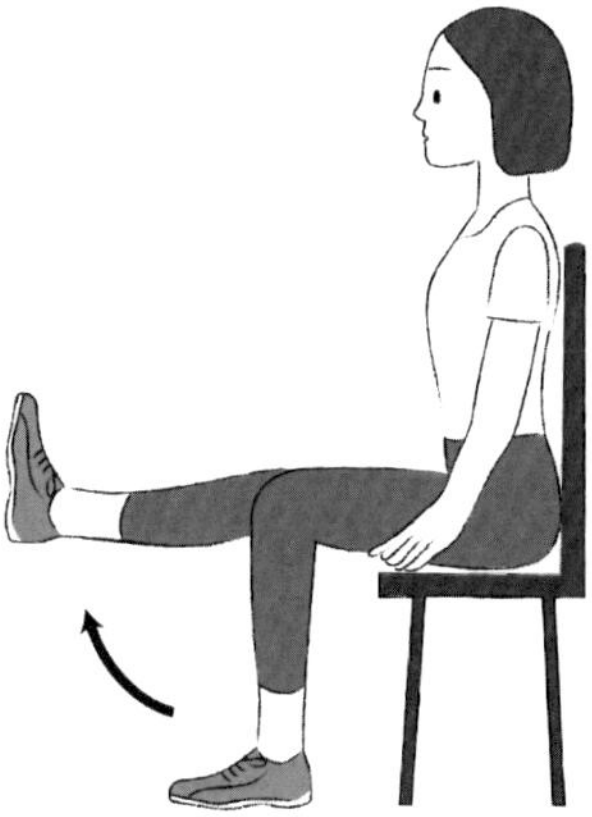

3

片足ずつ、順番に上げてみる。

ベッドの上でできる〈ヒップリフト〉で筋力も増強、ヒップアップの効果も

◆朝晩、起床時と就寝前にできる大臀筋の簡単なトレーニング

ベッドにあお向けに寝て、両ひざを直角に立て、腕を胸の前で交差します。足の裏はしっかりと床面につけておきます。息を吐きながらゆっくりヒップを持ち上げていきます。ほかの筋トレでも同様ですが、筋肉を収縮させるとき、息を吐くのが基本です。

上半身と太ももが一直線になったら、大臀筋（後ろ腰から大腿につながるお尻の筋肉）に力を入れて、肛門をきゅっと締めます。そのあと、ゆっくり息を吸いながら下ろします。1セット15回を、1日に3セット行いましょう。

スロースクワットと同様に、大臀筋そのものを鍛えるとともに、その周りについた皮下脂肪を落とす効果があります。腹筋も強化してお腹をへこませる効果も期待できます。

引き締まったお尻は、女性だけでなく男性でも憧れる人が多いでしょう。ヒップリフトでそれを実現してください。

「ヒップリフト」のやり方

1

床にあお向けになり、ひざを直角に立てる。足の裏は床につける。

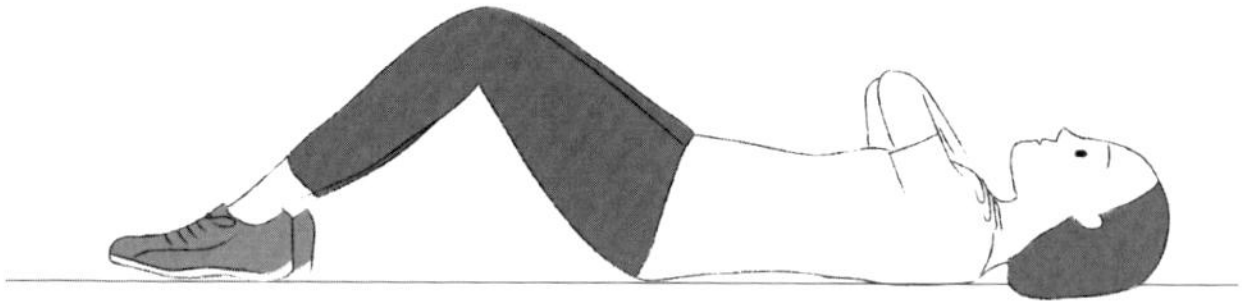

2

上半身と太ももが一直線になるところまで、お尻を上げていく。大臀筋にぎゅっと力を込めて、ゆっくり下ろす。

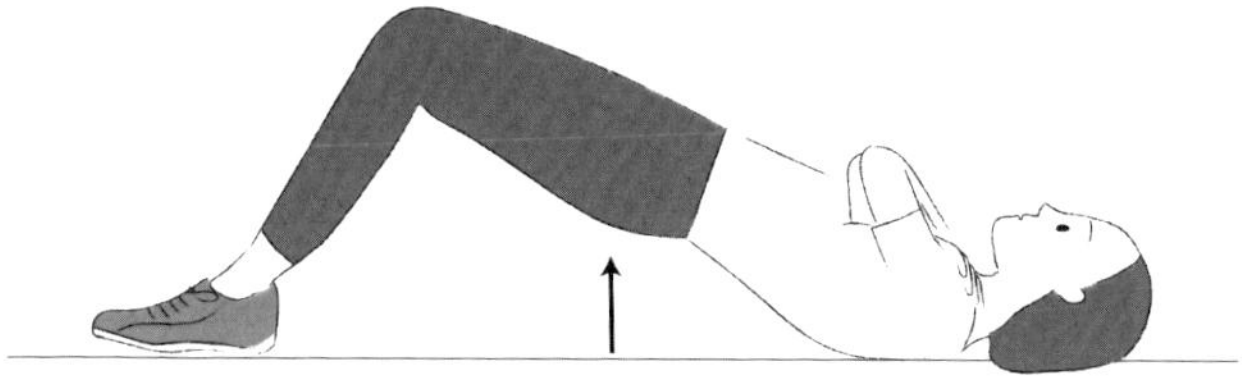

ペットボトルを利用して、自宅で〈サーキットトレーニング〉、上半身の筋肉を鍛錬できる

◆日常生活であまり使わない上半身の筋肉も鍛えておこう

糖尿病の改善に大切な、大きな筋肉を鍛錬して、血糖値が上がりにくい、肥満になりにくい体を作るために、スロースクワットを中心とした下半身のトレーニングについてお話ししてきましたが、もちろん上半身の筋力アップも重要です。

ブドウ糖の消費をふやして血糖を下げますし、肥満しにくい血糖の上がりにくい体をつくるのに役立ちます。

さらに、物を持ち上げたり運んだりなど、日常生活での活動に必要な筋肉を鍛えるとともに、上半身を支えている筋肉も強化しますから、姿勢もよくなり体つきが若々しくなります。高齢者であれば、サルコペニアからもたらされるフレイルの予防対策にも有効です。

先ほど、私たちの体についている筋肉のうち、1～4番目の大きな筋肉は下半身にあるとお話ししましたが、これに次ぐ5～10番目に大きな筋肉は、上半身についています。

◆上半身を支えている6つの筋肉

5位「三角筋」……肩の筋肉で体の前方、中央、背中側の3つの部位に分かれていますが、腕を高く上げるときなどに使います。日常生活ではあまり腕を上げることは少ないので、気がつかないうちに衰えている筋肉です。

6位「大胸筋」……胸の筋肉です。重いものを押したり、抱え上げたりするときに使う筋肉。

7位の「上腕三頭筋」は上腕の裏側、10位の「上腕二頭筋」は上腕の前側につく、拮抗して働く筋肉で、セットになって腕力を生み出しています。

8位の「広背筋」と9位の「僧帽筋」は背中にある筋肉で体を支え、姿勢を保つ働きをしています。

これら上半身の筋肉は、日常生活ではあまり使うことがないので、一般の人たちはどうしても衰えが早くやってきます。こうした衰えは、腕が上がりにくくなった、重いものが持てない、背中が丸くなってきたなどの原因になります。これらの筋肉を鍛錬しておけば、そうしたことが防げるだけでなく、若々しく見えるようにもなるし、糖尿病の人にとっても太りにくい、血糖が高くなりにくい体づくりになるのです。

ここでは、これら上半身の筋肉を鍛えるための、ペットボトルを使った簡単なサーキット・トレーニングを紹介しましょう。

ペットボトルを使った
簡単 筋トレ・サーキット

1 肩のトレーニング（三角筋）

500mℓのペットボトル、空いたものを２つ用意する。水をいっぱいに入れて、栓をきつく締める。

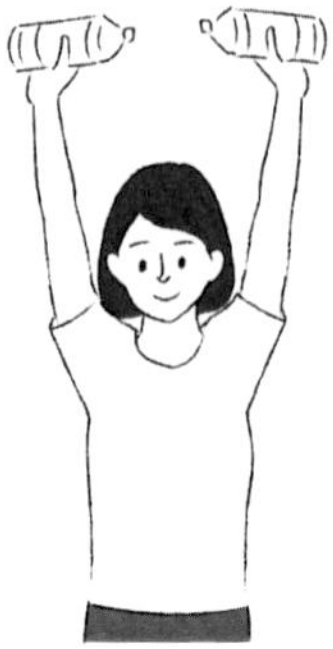

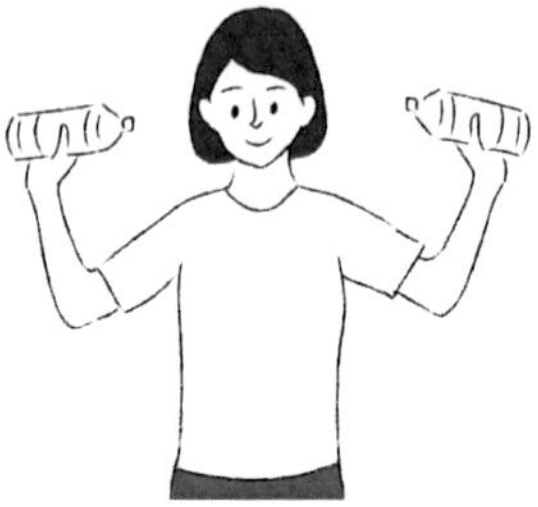

❷
ひじをゆっくり伸ばしながら、ペットボトルを頭の上に持ち上げ、次にひじを曲げながらゆっくり下ろしてきて、また持ち上げるという動作を繰り返す。上げたときにはひじをピンと伸ばさず、下ろしたときも腕を脇につけず、動きを止めずに繰り返すのがポイント。（スロースクワットの動きと同じ要領で）

❶
ペットボトルを左右の手に持って、肩の高さに構える。

2 胸のトレーニング（大胸筋）

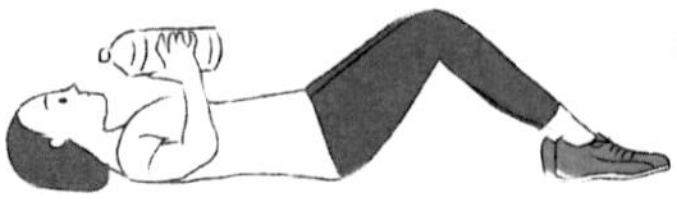

❶ 床にあお向けに寝て、両腕に持ったペットボトルを胸の前に構える。

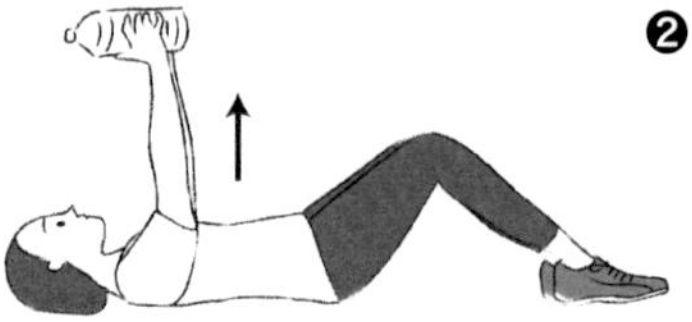

❷ ひじを伸ばしながらまっすぐ上に押し上げ、また下ろしてきて持ち上げるという動作を繰り返す。このときも、持ち上げていったときにひじをピンと伸ばさず、下ろしてきたときも腕を床につけないようにして、動きを止めないようにする。

3 腕のトレーニング
（上腕二頭筋、上腕三頭筋）

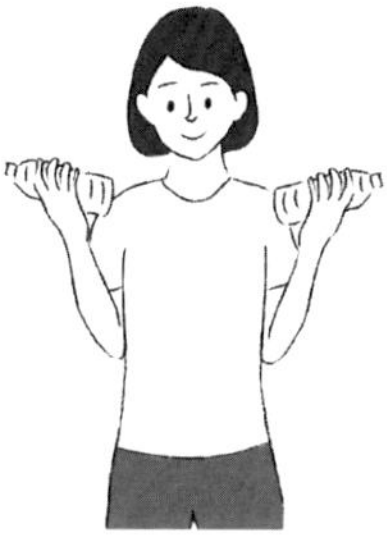

❷ 両ひじを曲げてペットボトルを肩に引き寄せ、またひじを曲げてもとの位置にもどる動作を繰り返す。このときも、途中で動きを止めないようにする。

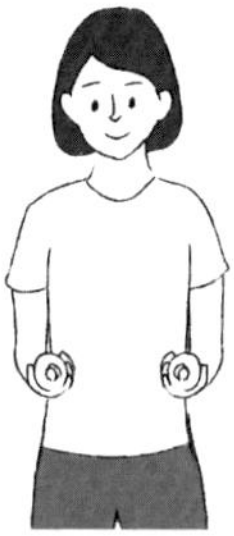

❶ 手のひらを上に向けて、そこにペットボトルを持ち、ひじを90度に折って手を前に出す。

4 背中のトレーニング
（広背筋、僧帽筋）

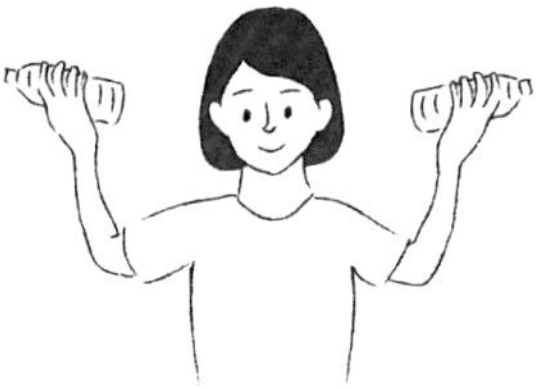

❷ ひじを曲げてペットボトルを胸の前までおろし、再びひじを伸ばして頭の上まで上げる動作を繰り返す。これも途中で動きを止めないことがポイント。

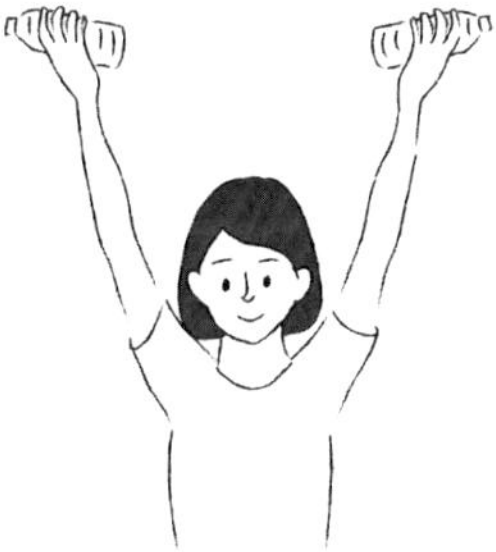

❶ ペットボトルを持った両腕を頭の上に伸ばして構える。

索引

◆著者紹介
栗原　毅（くりはら　たけし）
1951年新潟県生まれ。北里大学医学部卒業。東京女子医科大学で消化器内科学、特に肝臓病学を専攻し、2005年同大学教授。2007年より慶應義塾大学教授。2008年に消化器病、メタボリックシンドロームなどの生活習慣病の予防と治療を目的とした「栗原クリニック東京・日本橋」を開院。著書は『「血液サラサラ」のすべてがわかる本』『内臓脂肪は命の危険信号』（以上、小学館）、『「体重2キロ減」で脱出できるメタボリックシンドローム』（講談社+α新書）、『緑茶を食べると、なぜ糖尿病や認知症に効くのか』『糖尿病の食事はここだけ変えれば簡単にヘモグロビンA1cが下がる』『チョコは糖尿病によく効く、ヘモグロビンA1cがこんなに下がった』『〈糖化〉ストップで糖尿が解消、肌も頭脳も若返る』『やせない、糖尿病が治らないのは、筋肉に潜む隠れ脂肪が原因だった』（以上、主婦の友社）など多数。

Staff
装丁デザイン／若松 綾（digical）
本文デザイン／若松 綾　高橋秀哉　高橋芳枝
イラスト／高橋枝里
編集協力／吉田 宏
校正／内藤久美子
編集／長岡春夫
編集担当／天野隆志（主婦の友社）

新装版《しんそうばん》 糖尿病《とうにょうびょう》博士《はかせ》ズバリおすすめ! [栗原式《くりはらしき》]薬《くすり》を使《つか》わず
血糖値《けっとうち》・ヘモグロビンA1cを自力《じりき》で下《さ》げる食《た》べ方実践《かたじっせん》ガイド

2023年10月31日　第1刷発行
2024年 2 月29日　第2刷発行

著　者　栗原《くりはら》毅《たけし》
発行者　平野健一
発行所　株式会社主婦の友社
〒141-0021　東京都品川区上大崎3-1-1 目黒セントラルスクエア
電話03-5280-7537（内容・不良品等のお問い合わせ）
049-259-1236（販売）
印刷所　大日本印刷株式会社

ISBN978-4-07-455976-3

■本のご注文は、お近くの書店または主婦の友社コールセンター（電話0120-916-892）まで。
＊お問い合わせ受付時間　月～金（祝日を除く）　10:00～16:00
＊個人のお客さまからのよくある質問のご案内　https://shufunotomo.co.jp/faq/

※本書は2019年刊行の『糖尿病博士ズバリおすすめ![栗原式]自力で血糖値・ヘモグロビンA1cを下げる本』を改題、カバー・表紙デザイン変更をしたもので、内容は変わりません。